「認知症の人」を支えるすべての人に

認知症の人の「痛み」をケアする

「痛み」が引き起こすBPSD・せん妄の予防

鈴木みずえ・高井ゆかり［編］

日本看護協会出版会

はじめに

　人口の高齢化に伴って「認知症の人」の数が増大しています。2017年7月に改訂された厚生労働省の「認知症施策推進総合戦略（新オレンジプラン）」では、認知症の人の数は2012年で約462万人、65歳以上高齢者の約7人に1人と推計されています。正常と認知症との中間の状態の軽度認知障害（MCI）と推計される約400万人と合わせると、65歳以上高齢者の約4人に1人が認知症の人、またはその予備群とも言われています。さらに最新のデータでは、2025年に認知症の人は約700万人前後になり、65歳以上高齢者に対する割合は約5人に1人に上昇する見込みとの結果が明らかとなりました。

　介護保険制定以降、施設においては認知症の人の生活モデルを中心としたその人らしさを尊重したケアモデルが構築されています。しかし、病院の看護師は認知症の専門知識やコミュニケーションスキルを習得する機会が十分ではなかったことから困難なケアが続いている現状があります。
　一方、看護師は高齢者の「痛み」にも注目する必要があります。高齢者は加齢に伴う骨粗鬆症や変形性膝関節症などに起因した「疼痛」の有症率が高く、疼痛は「転倒」と同様に高齢者の活動性を低下させ、日常生活の質（QOL）を脅かしています。在宅高齢者の6〜7割前後が慢性疼痛を抱えていることが報告されていますし、痛みを有する者の運動機能低下の割合は痛みのない者に比べ有意に多いことも指摘されています。
　さて、保健・医療・福祉の専門職は「認知症の人が痛みを感じることは少ない」「痛みを訴えても認知症の症状の一部だ」と考えがちで、十分な対応ができていない傾向にあります。認知症の人への対応をセルフレポートのみに頼っているわが国の状況では、たとえ認知症の人が、不快な状態や不安などの心理的な状況も含めて、痛みを「混乱」として表現していても、痛みは放置されやすい現状にあるのです。その結果、認知症の行動・心理症状（BPSD）を引き起こしている可能性が高いといえます。
　しかし、欧米では痛みは「第5のバイタルサイン」として捉えられており、QOLに影響を及ぼす要因として注目されています。そして「患者は定期的な痛みの評価や治療を受ける権利がある」と主張されています。
　認知症の人は言語的な訴えが十分できないからこそ、保健・医療・福祉

のさまざまな場において医療面や生活に関しての知識が豊富な看護師による的確なアセスメントや判断が求められています。

認知症の人の「痛み」には、生理的な痛み以外に、緩和ケアで指摘されているような心理社会的な痛みや精神的な痛みなどさまざまな意味があり、過剰に痛みを訴える人、痛みがあっても全く訴えない人などさまざまです。しかし、「認知症があるから適切な痛みの治療やケアは受けられない」ということがあってはなりません。看護師は、認知症の人に起こりやすい痛みに関連した健康課題を明らかにするだけではなく、「痛みに苦しむ1人の人」として認知症の人の人生に触れ、場を共有しながら関係の構築をはかることも期待されています。

本書は、わが国で初めて、さまざまな分野のエキスパートが「認知症の人の痛み」に着目して取り組んだものです。看護師・医師・理学療法士など各専門職独自の視点により、認知症の人への見方や捉え方は多様ですが、「痛み」にもまた多様な側面があります。本書では「それぞれの思いを尊重し、共に認知症の人の痛みについて考える機会にしたい」と考え、執筆していただきました。

なお、「痛み」についてのエビデンスは発展途上にあります。そのため、新しい知見が採用されて痛みに関する考え方が変化するとともに、痛みのガイドラインや、それに伴う実際のケアも変化し続けています。本書に書かれている内容についても、今後変わっていく可能性があることをご了承ください。

認知症の人の看護に興味のある看護職、自身の認知症の看護実践を深めたい看護職はもちろん、認知症ケアを実践されている多職種すべての皆様に本書をお読みいただきたいと思っています。

最後に、関係者の皆様とその所属施設のご理解とご協力で本書を出版することができたことを深くお礼申し上げます。

2018年6月

鈴木みずえ・高井ゆかり

認知症の人の「痛み」をケアする —— 「痛み」が引き起こす BPSD・せん妄の予防

もくじ

[編集]

浜松医科大学看護学科臨床看護学講座 教授 ———————— 鈴木 みずえ

群馬県立県民健康科学大学看護学部看護学科 教授 ———————— 高井 ゆかり

はじめに ………………………………………………………………… 2

第1章

超高齢社会における認知症の人の「痛み」

1 高齢者の「痛み」に関するさまざまな課題 ………………… 鈴木 みずえ …… 10
2 権利や合理的配慮の視点から「痛み」の治療を考える ……… 石原 哲郎 …… 19
　——認知症と共に生きる人、ジェームズとの経験から学んだこと

第2章

認知症の人の「痛み」の基本的な考え方

1 高齢期の「痛み」と神経障害性疼痛の評価法 ………………… 後藤 文夫 …… 28
2 認知症の人の「痛み」の特徴と課題 …………………………… 鈴木 みずえ …… 38
　—— BPSD等との関係
3 認知症の人の「痛み」の慢性化 ………………………………… 御室 総一郎 …… 50
　——解剖生理学からの考察

第3章

認知症の人の「痛み」のアセスメント

「痛み」の発見とアセスメント —————————————— 高井 ゆかり ——— 58
　——認知機能低下のある人の「痛み」に気づくために

第4章

認知症の人の「痛み」に関する治療

1　認知症の人における治療マネジメントと
　「痛み」の行動心理対応 ————————————————— 服部 英幸 ——— 76
2　認知症の人の「痛み」に対する薬物治療の考え方 ———————— 福田 耕嗣 ——— 85

第5章

急性期医療における認知症の人の「痛み」のケア

1　急性期医療における認知症の人の「痛み」の特徴 ——————— 高原 昭 ——— 98
2　身体疾患による「痛み」の特徴とケア ① ——————————— 向井 美千代 ——105
　——がん／脳・神経系
3　身体疾患による「痛み」の特徴とケア ② —————— 中川 千里・西岡 通宏 ——110
　——循環器系
4　身体疾患による「痛み」の特徴とケア ③ ——————————— 梅原 里実 ——115
　——筋・骨格系

5

5 急性期医療における認知症の人の
　「痛み」と「せん妄」——————長谷川 真澄——121
6 高齢者ケアチームで
　認知症の人の「痛み」に対応する——————戸谷 幸佳——126
7 急性期医療における
　「痛み」とリハビリテーション——————金原 一宏——131
8 エンド・オブ・ライフにおける
　認知症の人の「痛み」のケア——————高梨 早苗——138

在宅・施設における認知症の人の「痛み」のケア

1 地域における
　認知症の人の「痛み」のケア——————古田 良江・鈴木 みずえ——144
2 在宅における認知症の人の「痛み」のケア——————水島 妙——149
3 高齢者施設における認知症の人の「痛み」のケア——————阿部 邦彦——155
4 「痛み」への集学的アプローチと
　本人・家族への生活指導——————高井 ゆかり——163

認知症の人の「痛み」に原因別に対処する

1 「痛み」のアセスメントから原因別のケアにつなげる——————鈴木 みずえ——172
2 認知症の人のがんの「痛み」のケア——————向井 美千代——176

もくじ

3 創傷・皮膚トラブルに伴う
認知症の人の「痛み」のケア ————————— 紺家 千津子・真田 弘美 ——183

4 認知症の人の関節の「痛み」のケア ————————————— 宮本 梓 ——192

5 排尿障害に伴う認知症の人の「痛み」のケア ———————— 佐藤 文恵 ——197

6 排便障害に伴う認知症の人の「痛み」のケア ———————— 内藤 智義 ——203

7 「痛み」を増強させる心理・社会的な要因に対するケア —— 木本 明恵 ——209
　　——タクティール®ケアを用いた「痛み」のケア

欧文略語 一覧

● 本書に複数回、表記される欧文略語を下記にまとめました。

ADL	Activities of Daily Living	日常生活動作
BPSD	Behavioral and Psychological Symptoms of Dementia	認知症の行動・心理症状
DTI	Deep Tissue Injury	深部損傷褥瘡
FAST	Functional Assessment Staging	アルツハイマー型認知症の重症度分類
FPS	Faces Pain Scale	フェイススケール
HDS-R	Hasegawa Dementia rating Scale-Revised	改訂 長谷川式簡易知能評価スケール
IAD	Incontinence Associated Dermatitis	失禁関連皮膚炎
IASP	International Association for the Study of Pain	国際疼痛学会
MCI	Mild Cognitive Impairment	軽度認知障害
MMSE	Mini Mental State Examination	ミニメンタルステート検査
NRS	Numerical Rating Scale	数字評価尺度
NSAIDs	Non-Steroidal Anti-Inflammatory Drugs	非ステロイド性抗炎症薬
QOL	Quality Of Life	生活の質
VAS	Visual Analogue Scale	視覚アナログ尺度
VDS	Verbal Descriptor Scale	口頭式評価尺度
VRS	Verbal Rating Scale	数値評価尺度

第 **1** 章

超高齢社会における認知症の人の「痛み」

1 高齢者の「痛み」に関するさまざまな課題
2 権利や合理的配慮の視点から
「痛み」の治療を考える
──認知症と共に生きる人、ジェームズとの
経験から学んだこと

1-1

高齢者の「痛み」に関する さまざまな課題

浜松医科大学看護学部 教授 **鈴木 みずえ** Mizue Suzuki

高齢者の全人的な痛み（トータルペイン）

　超高齢社会を迎えているわが国では加齢は避けて通ることができない課題です。加齢は人々の心身にさまざまな影響を与えており、その1つに「痛み」があります。一言で「痛み」といっても、さまざまな意味があり、「他人の痛みを理解する」ことはとても難しいのが現状です。

　緩和医療においては、図1に示したように、痛みには、①身体的、②心理的、③社会的、④スピリチュアル（霊的）という4つの側面[1]があるとされています。つまり、からだの痛みを含めた「身体的苦痛」だけではなく、社会関係も含めた「社会的苦痛」、心理的な不安や状態も含めた「精神的苦痛」、さらには人生の意味や死の恐怖などの「スピリチュアルペイン」があり、これらは相互に関連し、例えば身体的苦痛を増幅します。その結果、本人は「痛み」として表現してはいますが、そこには身体的苦痛だけでなく、そのほかの3側面の痛みが隠されているかもしれません。

　高齢者もさまざまな痛みや苦痛を抱えており、身体的苦痛だけではなく、ほかの3つの側面も考慮して「全人的苦痛」[*1]として捉えて、多職種でアプローチする必要があります。特に看護師は高齢者の生活の状況や心身機能についてもっともよく知る職種であることから、苦痛や痛みにまず気づき、アセスメントする役割を担います。

　The International Association for the Study of Pain® (IASP)（国際疼痛学

---

*1 全人的苦痛：「トータルペイン」とも言われ、末期がんなど予後不良の患者が体験している複雑な苦痛のことである。「近代ホスピス運動の創始者」と呼ばれる英国の医師シシリー・ソンダースが、末期がん患者との関わりを通して提唱した概念である。

10 | 第1章 超高齢社会における認知症の人の「痛み」

図1　全人的苦痛（トータルペイン）

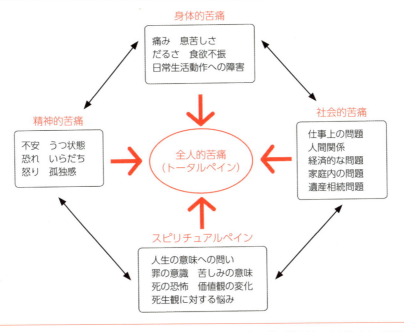

[出典] 厚生労働省：がん患者の抱える様々な痛み，がん対策推進基本計画の概要（第2期）〈平成24年6月〉より一部改変

会）では、痛みを「実際に何らかの組織損傷が起こった時、あるいは組織損傷が起こりそうな時、あるいはそのような損傷の際に表現されるような、不快な感覚体験（sensory experience）および情動体験（emotional experience）」と定義[2]しています（日本ペインクリニック学会訳）。看護師にはトータルペインに示すような精神的苦痛や社会的苦痛、さらにはスピリチュアルペインも踏まえたトータルなケアが期待されます。

「痛み」と共に生活している高齢者

　加齢に伴う健康障害は高齢者にさまざまな痛みを与えており、「在宅の高齢者の7割は何らかの痛みを抱えている」と報告[3]されています。特に膝関節炎や骨粗鬆症などに関係した慢性の痛みは機能的な制限や活動性を低下させて高齢者の生活の質を低下させています。

　日常生活において高齢者は頭痛・肩こり・腰痛・膝関節痛など、さまざまな痛みと共に生活しているといえます。厚生労働省の国民生活基礎調査で示

された性別・年齢別の自覚症状でみてみると、55～64歳では男女とも「腰痛」「肩こり」「手足の関節の痛み」が多いのですが、加齢に伴って「腰痛」が突出して増加していき、女性では「手足の関節の痛み」も多くなっています[4]。このような筋骨格系の痛みに代表される「慢性痛」は、75歳以上の高齢者は40～49歳に比べて有意に高いことがさまざまな文献で報告されており、これらから「高齢者は痛みと共に生活している状況」と言えます。

全身機能の変化と転倒・骨折のリスク

高齢者は加齢の影響で心身の機能、特に「筋力」が低下します。その影響で身体機能では行動を起こす能力（筋力・瞬発力）、維持する力（筋持久力・全身持久力）、行動を円滑に行う能力（柔軟性）が低下します[5]。さらには「活動性」が低下することで、基礎代謝機能の低下、起立性調整障害、循環血液量の減少、精神機能の低下を引き起こします。

循環器系では、末梢血管疾患による下肢の痛みを引き起こします。消化器系では、身体機能が低下することにより便秘となり、腹部の不快感や痛みを引き起こします。筋骨格系では、骨粗鬆症が脊椎の変形や脊椎の痛みを起こし、さらに荷物を持ち上げたり、体をかがめたりしたときに突然、脊椎椎体骨折を起こす場合もあります。また脊椎後弯は「円背」と呼ばれる変形を引き起こし、痛みにつながります。さらに軟骨のすり減りや筋力の低下が要因となって、膝の関節に炎症が起きたり、関節が変形したりして痛みが生じる変形性膝関節症を起こしやすくなります。

これらの身体機能の低下に加えて、さらに平行機能やバランス機能の低下に痛みが加わることで転倒・骨折しやすくなり、外傷・打撲・骨折などを引き起こします。図2に「高齢者の痛み・転倒と要介護状態の関係」を示しました[6]。このように、転倒・骨折はさらに痛みを引き起こし、寝たきりや要介護状態を引き起こしているのです。

「サルコペニア」「ロコモ」「フレイル」を
考慮した痛みの捉え方

筋力は50歳まで維持され、その後、加齢によって低下していき、51歳か

図2 高齢者の痛み・転倒と要介護状態の関係

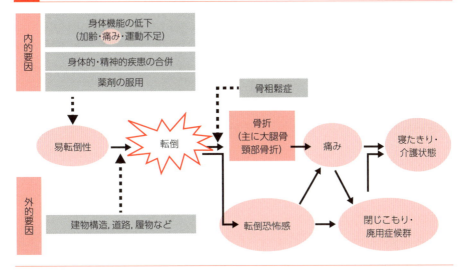

[出典] 武藤芳照：転倒予防，臨床整形外科，40（5）p.45，2005．より一部改変

ら70歳では「10年間に15％ずつ減少する」と言われています[7]。筋力減少の要因の1つである「サルコペニア（sarcopenia）」は進行性で、全身性の骨格筋量および骨格筋力の低下を特徴としますが、高齢者はサルコペニアを基盤にさまざまな転倒を起こしやすいのです[8]。

　サルコペニアだけでなく、近年の新しい高齢者の加齢に伴う身体徴候の概念として、「ロコモティブシンドローム（ロコモ）」や「フレイル」などもあります。ロコモは和名を「運動器症候群」といい、移動能力低下状態などから転倒を起こしやすく、フレイルは生理的予備力の低下によってストレスに対する脆弱性が増大し、その結果、転倒しやすくなります。14ページの表1でこれらを解説しましたが、それぞれが相互に悪循環になって転倒しやすい状況を引き起こします。

　「サルコペニア」「ロコモ」「フレイル」は、近年の介護予防やプライマリケア重視とともに発展し、転倒・失禁・寝たきり・認知症などの老年症候群を予防するために生まれた概念[9]です。そして、老年期には心身の虚弱化に伴って痛みも増大していきます。痛みは活動を制限し、さらにロコモやフレイルの進行による転倒、失禁や寝たきりへも移行しやすいのです。「高齢者をアセスメントする」ときには、これらの高齢者の加齢に対する身体の特徴を

踏まえて行う必要があります。

高齢者の「痛み」の文化を知る

● 身体的な感覚だけではない「痛み」の構成要素

　痛みは、身体に対する侵害刺激や損傷の防御反応の結果生じる「不快な感覚体験および情動体験」であり、その感じ方はさまざまに表現されます。「生体を守る」という意味では、なくてはならない機能ですが、刺激や損傷が癒えた後でも痛みの経験が持続される慢性痛があり、高齢者の痛みではこの慢性痛が問題になっています。これらは文化など、その人が所属する社会の価値観などにも影響されます。

　さらに痛みは図3（痛みの生物・心理・社会的モデル）のように、単に身体に与えられた感覚としての痛み（侵害受容）だけではなく、情動の要素も含んでいることから（痛み知覚）、心理・社会的な影響による悩み（苦悩）が形成され、さらに周囲の環境に対する反応（痛み行動）があります[10]。高齢者の場合は、この心理・社会的な苦悩の部分が痛みに影響を及ぼしていることが考えられます。看護師は、痛みがあっても無反応のように見える場合や逆に過剰に反応するなど、高齢者の苦悩がそこに潜んでいることを理解し、痛みの程度や頻度、どのような時に増強するのか、丁寧に訴えを受け止める必要があります。

　社会の人々の痛みの考え方、つまり文化に関しても非常に重要です。わが国では「痛みを我慢すること」「痛みを耐え忍ぶこと」が美徳とされ、人に頼らず、「痛み」を我慢し、自分で対処することを良しとする文化があります。例えば、分娩における自然分娩と無痛分娩の割合に関してもアメリカは約6割、フランスは約8割が無痛分娩であるのに対して、わが国では少なく[11]、「お腹を痛めて生んだ子」と言われるようにお産の痛みに耐えることが良好な母子関係につながると考えられている状況もあります。

● 鎮痛のケアだけでなく活動性を高めるケアも必要

　このようなわが国の文化の下では、高齢者は痛みを医療職に伝えずに我慢し、自分で対処している人が多いのです。介護施設に入所する高齢者の7割は「痛みを我慢すべきである」と答えており、「痛みがあるときにいつでも痛みを訴えることができる」と回答した人は3割でした。それゆえに看護師を

図3 痛みの生物・心理・社会的モデル

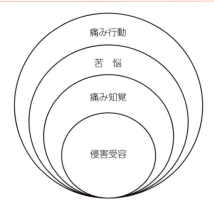

[出典] Loeser's conceptual model of the dimensions of chronic pain. From Waddell（1998）より引用、一部改変

表1 新しい高齢者の加齢に伴う身体徴候の概念

サルコペニア	加齢に伴って筋肉が減少する老年症候群の1つ。握力や歩行速度の低下など機能的な側面も含まれている
ロコモティブシンドローム（ロコモ）	2007年に日本整形外科学会が超高齢社会を迎えた日本の未来を見据え、提唱した概念。筋肉や骨、関節、軟骨、椎間板といった運動器の障害によって移動機能の低下を来して要介護になったり、要介護になる危険の高い状態になったりすること
フレイル	高齢期にさまざまな生理的予備力の低下によってストレスに対する脆弱性が増大し、重篤な健康障害（障害、施設入所、死亡など）を起こしやすい状態

　はじめ医療者は、「高齢者は痛みがあって当然」と考えていたり、一方、高齢者も「痛みを伝えても対処してもらえない」と思い込み、痛みを訴えない高齢者もいます。そして、整体・整骨、鍼灸・マッサージ、漢方治療などを行う高齢者が多いのも現状です。
　痛みには「感覚としての痛み」と「感情としての痛み」があります。わが国は超高齢社会となって従来の家族構造の変化や地域社会のコミュニティの崩壊により独居高齢者が増大しています。高齢者はさまざまなストレスを抱えており、骨・関節・神経・筋・血行障害などによる慢性痛も増加しているため、「感情としての痛み」が「感覚としての痛み」を増大するなど悪循環を形成している可能性があります。

図4は「痛みの恐怖・回避モデル」です。この図から、否定的な感情や脅迫的な病気の情報などが痛みをさらに悪化させてしまうことがわかります。閉じこもりや独居高齢者はこのような状況が多いかと思われます。つまりこれらは「痛みの文化」に影響された痛みの感情反応や恐怖であり、医療職はこれらを払拭し、正しい痛みの捉え方ができるように、高齢者を支援する必要があります。

そのためには、高齢者が繰り返す心因的な痛みの行動を見逃さず、本人の訴えに耳を傾け、できるところを見いだして関わる必要があります。単に痛みだけに注目するのではなく、生活の質を高めることが重要になるのです。そして、生活の質を高めるには、不活動状態や抑うつ症状を改善し、ADLやQOLを向上させるような包括的なアプローチが不可欠です。看護師には、単なる鎮痛へのケアだけではなく、アクティビティケアや活動性を高めるケアで高齢者を支えることが求められています。

認知症の人が「疼痛管理」を受ける権利

● 安易に「痛みの苦悩」を放置してはならない

一方、高齢者と同様に「認知症の人」もコミュニケーション障害などから痛みを訴えることが少なくなる傾向にあります。しかし、痛みを感じることは健常者と同じです。転倒後に歩かなくなった、寝たきりになったなどから大腿骨頸部骨折が気づかれる場合もあります。

認知症の人の特徴として、「痛みが痛みと知覚されにくい」「痛みを知覚しても痛みと判断できない」「痛みを言葉で表現できない」などがあります。さらに痛みを記憶したり、予測することも難しいといえるでしょう。

しかし反対に、痛みに対する恐怖や不快な経験のみが記憶されて固定化してしまい、痛みを誇張して繰り返して表現することもあります。この場合は、痛みのみが他者とのコミュニケーションとなっているのです。

また、加齢の影響で各部位の循環不全や機能不全が痛みを助長させることが多くあります。特に高齢者施設には、痛みを訴えている認知症の人が多いのですが、看護師などのケアスタッフが「いつものように痛みを訴えているだけだろう」と安易に認知症の人の痛みの苦悩を放置することは、認知症の行動・心理症状を引き起こすことになります。慢性痛に対する鎮痛剤や湿布

図4 痛みの恐怖・回避モデル

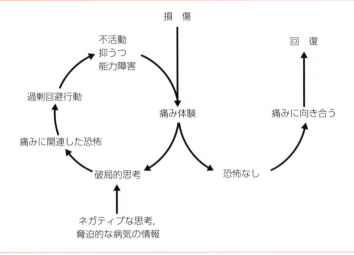

[出典] Vlaeyen J, et al：Fear-avoidance and its consequences in chronic musculoskeletal pain：a state of the art, Pain 85, p.317-332, 2000. より引用、一部改変

の治療だけではなく、安静臥床による廃用性症候群が引き起こす関節拘縮などに対するリハビリテーションや運動療法、さらには痛みの体験や苦悩を丁寧に聞くための心理療法や傾聴、そして看護師には特に急性疼痛も含めたフィジカルアセスメントが求められています。最も大切なことは、認知症の人が痛みがあるのに訴えなくても、反対に痛みを過剰に訴えても、本人には「痛みの治療を受ける権利」があるということです。

◉ **さまざまなリスクを踏まえた丁寧な痛みのケアが求められている**

痛みは認知症の人の表情や行動からアセスメントすることができます。しかし、介護老人保健施設において、このような日常的な痛みの評価をしていない看護師が全体の8割[12]を占めること、さらに看護師の認知症の人の痛みの把握はセルフレポートが9割を占めていること[13]が明らかになっています。つまり、痛みを訴えられない認知症の人はほとんど痛みの治療を受ける機会がないことになります。

痛みは、不快や苦痛を伴う体験であり、BPSDやせん妄にもつながります。ケアも含めた治療をしないことは虐待になるといってもよいのではないでしょうか。痛みのケアでは、高齢者の場合は鎮痛効果だけではなく、ADLやQOLの両面からの包括的な改善が求められます。さらに認知症の人では心

の苦悩を傾聴し、受け止めるケアが必要になります。

　なお、鎮痛剤に関しては、「NSAIDs＋利尿剤＋睡眠剤/精神安定剤」の組み合わせが最も転倒リスクが高いと報告されており[14]、多剤併用にならないよう、副作用や薬物の相互作用にも十分考慮する必要があります。これらのリスクを踏まえた丁寧な痛みのケアが必要なのです。

【引用文献】

1）厚生労働省：がん患者の抱える様々な痛み，がん対策推進基本計画の概要（第2期)＜平成24年6月＞
2）日本ペインクリニック学会：ペインクリニック用語集 改訂第4版，2015.
3）古田良江，鈴木みずえ，高井ゆかり：在宅虚弱高齢者である二次予防事業参加者の疼痛有症率と疼痛の状況が健康関連QOLに及ぼす影響，老年看護学，18（2），p.48-57，2014.
4）厚生労働省：平成19年国民生活基礎調査概況，p.39，2007.
5）道場信孝，日野原重明監修：高齢者における健康評価：生き方に重点を置くこと，臨床老年学入門第二版，医学書院，p.50-68，2013.
6）武藤芳照：転倒予防，臨床外科，40（5）p.45，2005.
7）荒井秀典：日本老年医学会が提唱する「フレイル」予防の意義と最新知見，日本医事新報，4716，p.12-14，2014.
8）原田敦，飛田哲朗，奥泉宏康：サルコペニアに対する臨床的アプローチ，Geriatric Medicine，48（2），p.217-220，2010.
9）荒井秀典：Overview フレイルとロコモ―超高齢社会における取り組み―，THE BONE，31（3），p.253-256，2017.
10）高橋直人，笠原諭，矢吹省司：痛みの生物心理的モデル，日本疼痛学会痛みの教育コアカリキュラム編集委員会，痛みの集学的診療：痛みの教育コアカリキュラム，真興交易（株）医書出版部，p.53-64，2016.
11）照井克生：無痛分娩の歴史，川添太郎，木下勝之監修：硬膜下無痛分娩安全に行うために，南山堂，p.17-20，2006.
12）田中和奈，百瀬由美子：介護老人保健施設入所者の疼痛に対する看護職の評価法の実態調査，日本老年医学会雑誌，49（1），p.99-106，2012.
13）北川公子：認知機能低下のある高齢患者の痛みの評価―患者の痛み行動・反応に対する看護師の着目点，老年精神医学雑誌，23（8），p.967-977．2012.
14）John C. Woolcott, MA；Kathryn J. Richardson, MSc；Matthew O. Wiens, BSc, Pharm, PharmD；et al：Meta-analysis of the Impact of 9 Medication Classes on Falls in Elderly Persons, Archives of internal medicine, 169（21），p.1952-60, 2009.

1-2

権利や合理的配慮の視点から「痛み」の治療を考える

——認知症と共に生きる人、ジェームズとの経験から学んだこと

みはるの杜診療所 院長　石原 哲郎　Tetsuro Ishihara

慢性疼痛は、多くの高齢者が抱える問題で、年齢を重ねるほど頻度が上昇し、「85歳以上の40〜79％の人に見られる」と言われ[1]、本人の持つ慢性疼痛に周囲の専門職が気づき、適切な関わりを行うことは、「本人のQOL（Quality of Life）を改善し、転倒リスク、興奮、抑うつや不安などを軽減する」と言われています[2]。

筆者は、これまで多くの認知症の人と医師としてだけではなく仲間・パートナーとして関わってきました[3]。語らいの中で、多くの認知症の人は認知症のみならず、他の疾患を抱えて生活をする大変さを語っていました。特に痛みに関しては「十分な治療を受けることができないことがあった」と伺いました。文献上も認知症の人の場合、言語コミュニケーション力の低下から痛みを自ら訴えることができない場合があり、しばしば過小評価され、「気づかれず、きちんとした治療がなされないことがある」と報告されています[4]。一方で「認知症があるから」という理由で、十分な説明や治療を受けられていない事例も経験します。

本稿では、認知症の人と関わってきた経験を通して、認知症の人が当たり前の痛みの治療を受けるために必要なことについて考えてみます。

認知症と共に生きる人になったジェームズ

ジェームズ・マキロップ氏（以下：ジェームズ）は、英国・スコットラン

1-2　権利や合理的配慮の視点から「痛み」の治療を考える　19

ド在住の76歳の男性です。20年前、56歳のときに仕事上のミスが多くなり、怒りっぽくなるなどの症状が出現し、58歳のときに脳血管性認知症と診断されました。仕事のミスがさらに多くなり、退職を余儀なくされた後、ジェームズは自宅でふさぎこんでいました。しかし周囲の人の支援により、発症前のように周囲の人と関わるようになりました。

さらに認知症にまつわる偏見への取り組みや、啓発や倫理に関わる活動、認知症の専門家育成に関心を持ち、本人による社会変革のための団体である「スコットランド認知症ワーキンググループ」（SDWG）の共同設立者となりました。2011年には認知症の人への多大なる支援が認められ、大英帝国第5位（MBE）の勲章を授与されました。

ジェームズは日本でも講演をしたり、丹野智文さん[*1]のような日本の認知症の人とも対談を行ったりして精力的に活動し、その活動はNHKでも放映されています[5]。

筆者は2017年にスコットランド留学をしていました。このときジェームズと定期的に時間を共にし、彼の経験を伺いました。彼は、めまいやふらつき、近時記憶の障害、味覚障害による偏食、自ら止められない常同的な行動に戸惑い、不安を感じながらも「認知症と共によく生きる」ことを実践しています。以下はジェームズの「痛み」に関するエピソードです。

苦い経験となったジェームズの「入院」

2010年夏、私は腹部の違和感を感じて精密検査を受けることとなり、病院に検査入院をしました。しかし、私の病院における体験はあまりよくないものでした。入院当初から、私にはトイレやシャワー、ベッドのリクライニングボタン、ライトの付け方などを何も説明してもらえませんでした。私は同室の他の患者さんを頼るほかありませんでした。「絶食札」がベッドサイドにあったので、翌日、内視鏡検査を受けるのだと思っていましたが、翌日は検査に呼ばれることはありませんでした。普段腰痛に対して飲んでいる鎮痛剤を飲むことができませんでしたし、「採血がある」と言われていたのに看護

[*1] 丹野智文さん：39歳でアルツハイマー病と診断された後、先に認知症となった仲間との出会いから絶望の時期を乗り越え、日本初の当事者による当事者のための相談窓口「おれんじドア」を設立し、自ら代表を務める。診断から4年経った今（2017年）も就労を続けている。

師はいつまでたっても来ることはありませんでした。私は24時間以上食べることができず、腰の痛みが悪化して次第にイライラして、大声で叫びたくなり、家に帰りたくなりました。看護師を呼ぶと、「もう少しお待ちください」というばかりでした。妻のモーリーンが来たので問い合わせてもらうと、壁にかけてある「絶食札」は前の入院患者のものだったことが判明しました。また検査も入院3日目の予定でした。

　なんとか無事に検査は終わったものの、1日半にわたって絶食を強いられ、抗血小板剤の内服もさせてもらえず、「脳梗塞を再発するのではないか」ととても心配しました。また検査が終わった後も鎮痛剤がどこにしまってあるのかわからなかったため内服できませんでした。実はサイドテーブルの引き出しの奥に置いてあったのですが、私にわかるようには伝えられていなかったのです……。

　このジェームスのエピソードは、今となっては事実確認ができませんが、このように「トイレやシャワーを使う」「鎮痛剤を服用する」という当たり前のことが入院中は不十分であったと苦痛を浮かべながら話しました。ジェームズは、鎮痛剤が使用できなかった痛みと同時に、周囲の専門職が彼を理解しようとしない関わりをしたことにより心理的な苦痛を感じていたとも述べました。

認知症の人の「権利」や「合理的配慮」の必要性

◉ 認知症の人にも当たり前の「権利」がある

　認知症のある人にもない人にも平等に「権利」があります。認知症の人の「権利」を考える上で重要なのは、2008年5月に発効し、日本も批准している国連の「障害者権利条約」(障害者の権利に関する条約) や、障害者権利条約批准に伴って2016年4月に施行された「障害者差別解消法」(障害を理由とする差別の解消の推進に関する法律) です[6]。

　障害者権利条約では法的な平等を達成するために障害の「社会モデル」と呼ばれる考え方が用いられています。「社会モデル」とは "障害" は障害者ではなく社会がつくり出している」という考え方です。例えば身体障害を例にとって説明すると、ある人がバスに乗りたいと思っていたとします。脚の

1-2　権利や合理的配慮の視点から「痛み」の治療を考える ┃ 21

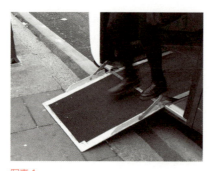

写真1
スコットランド・エジンバラの市内を走るバスに搭載されているスロープ

丈夫な人はステップを登ってバスに乗ることができるでしょう。しかし、そこに車いすの人が来ても、何も配慮がなければバスに乗ることはできません。このとき、「社会モデル」では「この車いすの人がバスに乗るために必要な支援を行うことが責務履行者に求められている」と考えます。責務履行者とはその人に関わる全ての人です。

このような障害のある人が障害のない人と同じ目的を達成することができるようにできる限り配慮することを「合理的配慮」と言います。ちなみにスコットランドのエジンバラ市内を走るバスには、写真1のようなスロープが全車に搭載されているので障害を意識することはありませんし、このシステムはベビーカーなどを押している家族にも好評です。

● 全ての人に必要な「合理的配慮」の考え方

それでは認知症という障害をもつ人が「痛み」に対する治療を適切に受けるために、責務履行者である私たちはどのような合理的配慮をすべきでしょうか？　例えば、前述したジェームズの入院エピソードであれば、ジェームズは読字の能力は保たれているので、「入院中の検査予定を一覧にして文書で渡す」「鎮痛剤がしまってある引き出しに"鎮痛剤"と書いておく」などすれば、彼は検査日程を把握することができ、適切に鎮痛剤を服用することもできたでしょう。また彼は左耳に聴覚障害がありますので、右耳に向けて話すことも合理的配慮でしょう。

そのほかにも失語症の進行した人や構音障害で言語の表出が難しい人への痛みの理解に関する合理的配慮には、Visual Analog Scale（VAS）やセルフレポート、日本語版アビー痛みスケール（APS-J）を用いることも有用でしょう[7]。つまり、その人の障害を適切に理解し、障害のない人と同様に意思を表出できるよう配慮する必要があるのです。

また、英国では非言語コミュニケーション方法についての研究も行われており、ジェームズも協力しています。次にジェームズが非言語コミュニケーションツールの開発に協力しようと思ったエピソードを紹介します。

友人との関わりから
コミュニケーションツール開発の道へ

　私にはハンチントン舞踏病の友人がいました。彼とは、病気があって支援を必要とする人たちの集まる会議で知り合いました。

　彼はもともとスコットランド一部リーグで活躍するサッカー選手でした。年々筋力が衰え、車いすに乗るようになり、そしてベッドから起き上がることができず、言葉を話すことができなくなりました。私は、それでも彼の家を訪れて新聞に掲載されているサッカーの試合結果や日々の出来事を読み聞かせていました。彼は瞼を動かすことしかできず、話すことも笑うことも、そして顔をしかめることもなかったため、私の読み聞かせを楽しんでいるのかどうかを知ることはできませんでしたが、自分がしていることがきっと正しいだろうと願うばかりでした。

　ある日、彼が多くのスコットランド人と同じように歯が悪いことに気がつきました。「これはきっと痛いだろう」と考えた私は、彼が「痛み」を訴えるにはどうしたらよいだろうかと思い巡らせていました。彼は腕を上げることができないので、痛いところを指さすことができません。もし自分が医師だったら、きっと彼に毎日痛み止めを投与していたでしょう。そうすれば彼に痛みがあったら解放されただろうから。

　後日、悲しいことに彼は亡くなりました。しかし私は彼にとっては幸せだったのではないかと思うのです。なぜなら彼の苦しみは確実に終わったのだから。きっと彼は苦しんでいたに違いないと思う——そんなことを考えているうちに、私は「自分の認知症が悪化して、自分の痛みを相手に伝えられなくなったらどんなに怖いだろう」と思うようになりました。これは私の悪夢の1つでもあります。

　そんなきっかけから私は認知症が進行してもコミュニケーションが取れる状態でありたいと思い、絵カードを使ったコミュニケーションツールであるTalking Mats[8)]の開発に協力するようになりました。

絵カードによるコミュニケーションの可能性

　Talking Mats は、もともとスコットランドのスターリング大学で発達障害

1-2　権利や合理的配慮の視点から「痛み」の治療を考える　23

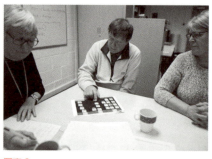

写真2
Talking Mats開発者の1人、ジョアン（左）にアドバイスをするジェームズ（中央）。右は妻のモーリーン。2017年3月16日スターリング大学

の児童とのコミュニケーションツールとして開発されました。しかし、現在は認知症の人のコミュニケーションツールとしても用いられており、英語版のみならずドイツ語版も開発され、オンラインやタブレット端末でも利用可能です[9]。ジェームズは前述したエピソードから開発者のジョアン・マーフィー（言語聴覚士）との関係を築き、開発に協力しています（写真2）。ジョアンによると、ジェームズをはじめ認知症の人との共同研究をすることでTalking Matsが認知症の人にとってわかりやすいコミュニケーションツールになったとのことです。

　筆者が日本に帰ってから行った検査でも、Talking Matsは認知症の人とのコミュニケーションを良好にする一助となる可能性が見られました。写真3は実際のTalking Matsの結果です。マットの左側に好きな項目、右側に嫌いな項目、真ん中はどちらでもないものを置いていきます。行ったのは80代男性でMMSE（Mini Mental State Examination）10点と言語コミュニケーションが障害されていましたが、このツールを用いてご本人の自宅での好きな過ごし方を嬉しそうに伝えてくれました。「写真を見るのが好きで、人とおしゃべりをしたり、工作をする、音楽を聴くのが好きだが、歌を歌ったり、料理をしたり、読書をするのは苦手だ」とおっしゃっていました。

　また国際学会出席とジェームズらスコットランドの認知症当事者との交流のためエジンバラを訪問した日本の認知症当事者の丹野智文さんは、Talking Matsを用いて言語を超えたコミュニケーションをスムーズに行っていました（写真4）。

　日本でも近い将来、外国人介護職員が介護の現場でもっと身近になる可能

※写真2、写真3、写真4について
　写真はそれぞれの個人により使用許可を得ています。Talking MatsのシンボルはAdam Murphy 2015にデザインされた著作物で、Talking Mats Ltd.に永久に割り当てられています。不許複製。
(The Symbols are designed and © to Adam Murphy 2015 and assigned to Talking Mats Ltd. in perpetuity. They may not be reproduced without permission.)

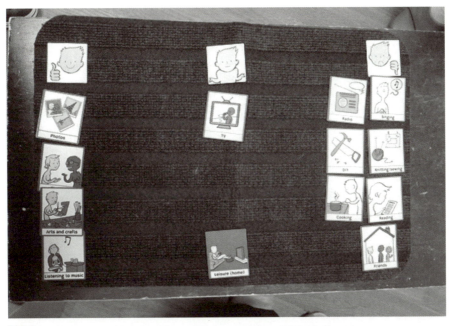

写真3
日本で行った80代男性のTalking Mats結果（自宅での余暇の過ごし方）。自らの嗜好について楽しそうに伝えてくれた

性があります[10]。Talking Matsは「痛み」の指標に特化したものではありませんが、このようなツールによる合理的配慮の重要性はますます高まると思われます。

丹羽智文さんの言葉

最後に丹野智文さんの言葉をお伝えしたいと思います[11]。

いつも進行した人の支援の難しさが語られる。それはそうだろうが、認知症の人の支援をその時点だけを切り出して組み立てるのではなく、大切なの

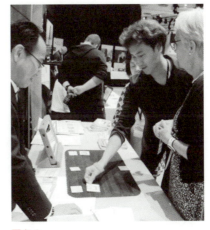

写真4
ジョアンと共にTalking Matsを行う丹野智文さん（中央）。左端は筆者。2017年6月3日スコットランド・アルツハイマー病協会年次大会、エジンバラ国際カンファレンスセンター

1-2 権利や合理的配慮の視点から「痛み」の治療を考える 25

はどんなに重度とはいえ、必ず診断されたときがある。診断された瞬間から適切な支援があり、それが継続されたら事態は違う。その人がどういう人かは継続する支援の中で誰にでも共有できる。私も判断能力をいずれ失うかもしれないが、そのとき私がどういう人間かわかっている人が、私の失われた判断を支援してくれるはずだ。

　認知症の人の痛みを知るためのコミュニケーションは本人の QOL に直結することであり、私たち責務履行者が認知症の人への適時適切な合理的配慮を継続し続けなければいけないのだと思います。「認知症のエキスパート（Dementia Expert）[*2] は認知症の人である」という原則に則り、本書を読んでくれている皆さんにも、当事者の声を聴き、協働していただければと思います。

[*2]：認知症当事者による国際 NGO 団体である国際認知症同盟（Dementia Alliance International, CEO ケイト・スワファー）では、認知症当事者は認知症のエキスパートであると主張し、多くの認知症当事者から支持されている。

【引用文献】

1 ）Helme RD, Gibson SJ：The epidemiology of pain in elderly people, Clin Geriatr Med, 17, p.417-31, 2001.
2 ）Hellstrom Y, Persson G, Hallberg IR：Quality of life and symptoms among older people living at home., J Adv Nurs 48, p.584-93, 2004.
3 ）当事者による当事者のための相談窓口　おれんじドア
　　https://miyagininntishou.jimdo.com/おれんじドア/（2017 年 1 月 20 日閲覧）
4 ）鈴木みずえ，古田良江，高井ゆかり他：認知症高齢者に置ける疼痛の有症率と疼痛が認知症の行動・心理症状（BPSD）に及ぼす影響，老年看護学，19，p.25-33，2014.
5 ）シリーズ認知症　ジェームズとの対話：NHK ハートネット 2016 年 1 月 26 日放映 まるごとテキスト
　　http://www.nhk.or.jp/heart-net/tv/summary/2016-01/26.html（2018 年 1 月 20 日閲覧）
6 ）内閣府ホームページ　障害を理由とする差別の解消の推進
　　http://www8.cao.go.jp/shougai/suishin/sabekai.html（2018 年 1 月 20 日閲覧）
7 ）Takai Y, Yamamoto-Mitani, N., Chiba, Y et al.：Abbey Pain Scale：Development and validation of the Japanese version, Geriatrics & gerontology international, 10 (2), p.145-153, 2010.
8 ）http://www.talkingmats.com（2018 年 1 月 20 日閲覧）
9 ）Murphy, J, Gray, C. M, & Cox, S：The use of talking mats to improve communication and quality of care for people with dementia.：Housing, Care and Support, 10 (3), p.21-27, 2007.
10）インドネシア，フィリピン及びベトナムからの外国人看護師・介護福祉士候補者の受入れについて
　　http://www.mhlw.go.jp/stf/seisakunitsuite/bunya/koyou-roudou/koyou/gaikokujin/other22/index.html（2018 年 1 月 20 日閲覧）
11）丹野智文：宮城の認知症をともに考える会第 15 回講演会，パネルディスカッションでの発言，2017 年 7 月 8 日

第**2**章

認知症の人の「痛み」の 基本的な考え方

1 高齢期の「痛み」と神経障害性疼痛の評価法

2 認知症の人の「痛み」の特徴と課題
　　──BPSD等との関係

3 認知症の人の「痛み」の慢性化
　　──解剖生理学からの考察

2-1

高齢期の「痛み」と 神経障害性疼痛の評価法

群馬大学大学院医学系研究科名誉教授 **後藤 文夫** Fumio Goto

はじめに

　加齢に伴って関節疾患、骨折、筋肉の拘縮・萎縮、脳血管障害の後遺症、口腔内のアフタや虫歯などによる痛み（疼痛）が多くなります。また、糖尿病に合併する神経障害（痛みを伴う場合は有痛性糖尿病性神経障害）、帯状疱疹関連痛（3カ月以上持続する場合は帯状疱疹後神経痛）などは、神経の損傷に伴う感覚障害と痛み（表1「神経障害性疼痛の特徴的な症状と原因疾患による違い」参照）を伴うため、その診断と治療が難しくなります。

　いずれにしても、痛みは自覚症状であるため、認知障害などにより痛みを正確に訴えられない場合、医療・介護関係者はそれをどのように推察・評価し、治療・看護・介護に生かすかが基本的な課題になりますが、その詳細は他の執筆者に譲り、本稿では「高齢期の痛みの基本事項とその対策」を包括的に解説します。

痛み（疼痛）とは

　痛み（疼痛：pain）とはどのようなものでしょうか。「国際疼痛学会（IASP）」は「Pain」を次のように定義しています。

　「An unpleasant sensory and emotional experience associated with actual or potential tissue damage, or described in terms of such damage」（日本語訳は11ページ参照）

　これを読んで、わかりにくい文章と思われる人が多いでしょう。その理由は、外傷・手術、炎症・腫脹というような体が傷害される刺激（侵害刺激）

表1 神経障害性疼痛の特徴的な症状と原因疾患による違い[1]、[8]（著者一部改変）

頻度の高い訴え	主な神経症状
［神経障害性疼痛全般］ しびれたような、灼けるような、ビーンと走るような、ひりひりする	アロディニア、痛覚鈍麻、痛覚過敏
［帯状疱疹後神経痛］ 灼けるような、ビーンと走るような、うずくような、むずがゆい	アロディニア、痛覚鈍麻、痛覚過敏
［有痛性糖尿病性神経障害］ 灼けるような、ビーンと走るような、うずくような、しびれたような、ひきつるような、ちくりとする、むずがゆい	アロデイニア、痛覚鈍麻

を受けたときの激しいつらい感覚（痛み）は「侵害受容性疼痛」または「急性疼痛」といいますが、IASPの定義には、それ以外の傷が治った後も3カ月以上続く「慢性疼痛」、精神的・心理的因子が主体の「心因性疼痛」、さらには感覚伝導系（図1）が障害されたことによって起こる「神経障害性疼痛（neuropathic pain）」も含まれるため、複雑な表現になっています[1]、[8]。

　一方、本書の主題である「認知症の人の痛み」では、痛みを適切に表現できないことが多く、何を指標にどう評価するかという大きな課題があります。特に、傷が治った後も持続する慢性疼痛や神経障害性疼痛では、軽い接触刺激が不快な苦痛を引き起こすため、その評価はさらに難しくなります。

　いずれにしても、侵害受容性疼痛は体の損傷を知らせる重要な「警報」であるのに対して、慢性疼痛や神経障害性疼痛は「体とこころ」を痛めつける「害あって益なし」の病状であることから、その診療・支援には精神面を含めた多角的・総合的対応が必要になります。

　なお、本稿には「痛み」「疼痛」「……痛」という用語が混在していますが、患者さんの訴えは「痛み」であり、それを医学用語または保険病名として「……痛」とする場合と「……疼痛」とする場合があります。専門学会の用語集や医学辞書でも、［pain：痛み、痛、疼痛］と列記されていることが多く、その差に明確な定義はありません。

　そこで本稿では保険病名（厚生労働省保険局ホームページ）に準じた用語を使うことにします。そこには「急性痛」「慢性痛」はなく、「急性疼痛」「慢性疼痛」が採用されています[2]。

2-1　高齢期の「痛み」と神経障害性疼痛の評価法

図1 痛覚刺激の伝導路[1]（著者訳、一部改変）

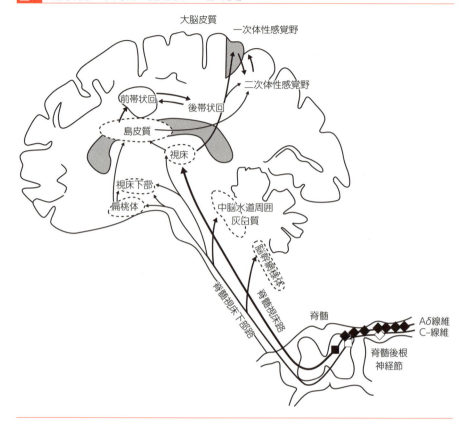

高齢女性に多い腰背部痛と骨粗鬆症

　厚生労働省の国民生活基礎調査によると、自宅にいる人の訴えで最も多いのは、男性では「腰痛」、女性では「肩こり」ですが、75歳を超えると男女とも腰痛がトップになります[3]。腰痛、肩こり共に脊椎・脊髄系が関係する症状であり、両者を合わせると、高齢者の3人に1人がこれらの症状を抱えていることになります。

　CT（コンピュータ断層撮影）、MRI（磁気共鳴画像）などの普及によって、痛みの原因となる脊椎疾患（変形性脊椎症、脊柱管狭窄症、椎間板ヘルニア、脊椎分離症・すべり症、脊椎圧迫骨折、骨粗鬆症等）、関節疾患などの診断が容易になっています。その一方で、慢性化した腰痛、頸部痛、肩こりなどは、画像検査でも痛みの原因を確定できないことが多いという課題もあります[1]。

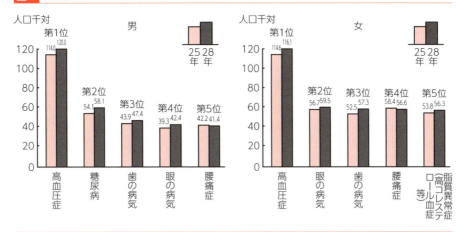

図2 性別にみた通院者率の上位5傷病[3]

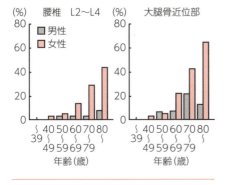

図3 骨粗鬆症の年代別・性別有病率[5]

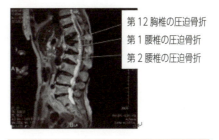

図4 82歳女性の脊椎圧迫骨折[1]

　また、ぎっくり腰（腰椎捻挫）を代表とする急性腰痛症の8割は数週間以内に自然緩解しますが、その6割は再発し、慢性化するというやっかいな痛みでもあります。

　このため、「要介護」の原因は脳血管疾患が第1位ですが、それよりも軽い「要支援」の原因では、関節疾患（腰痛などの脊椎疾患を含む）が第1位になります。厚生労働省の「慢性の痛みに関する検討会」は、通院者率の調査（図2）において、男女の合計では腰痛症は高血圧に次いで第2位の頻度であり、その診療体制を整備することが急務と勧告しています[4]。さらに、男性では第2位に糖尿病が入っており、その合併症として有痛性糖尿病性神経障害が高頻度に発症し、脳卒中後遺症、帯状疱疹後神経痛とともに難治性の感

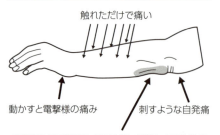

図5 手術後の神経障害性疼痛[9)、10)]

触れただけで痛い
動かすと電撃様の痛み
刺すような自発痛
手術部位(皮膚萎縮, 色素沈着), 触診により放散痛
18ヶ月前に尺骨神経の手術を受けた症例
アロディニア (Gracely. R.H, Lynch, S.A., and Bennett. G.J.: Painful neuropathy-altered central processing maintained dynamically by peripheral input. Pain 51: 175-194. 1992 より引用改変)

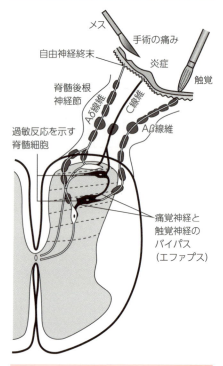

図6 エファプスによるアロディニアの誘発[1)、11)]

メス
手術の痛み
自由神経終末
炎症
触覚
脊髄後根神経節
Aδ線維
C線維
Aβ線維
過敏反応を示す脊髄細胞
痛覚神経と触覚神経のバイパス(エファプス)

覚障害と慢性疼痛の原因になります（表1）。

　一方、高齢女性が腰痛や背部痛を訴えたとき、まず「骨粗鬆症」による疼痛または脊椎の圧迫骨折（図3）を考えなければなりません[5)]。超高齢社会の日本では、骨粗鬆症による「脆弱性骨折（転倒やわずかな打撲による骨折）」が急増しており、大腿骨の骨折は死期を早める危険因子にもなっています[6)]。特に、認知症高齢女性は6割以上に骨折の既往（最も多いのは脊椎圧迫骨折：図4）があり、行動心理症状（BPSD）が増強すると骨折の危険性はさらに高くなります。

　その一方で、慢性疼痛保有者の6割前後が診療施設を受診しているにもかかわらず、満足のいく程度に痛みが和らいだのはたった2割程度と低く、半数以上が慢性疼痛を抱えたまま治療効果を実感できずに通院を止めているという現状があり、疼痛治療の課題が浮き彫りにされています。

痛覚伝導系の特徴と
神経障害性疼痛の発現機構

　皮膚などの組織が障害を受けたときの侵害刺激の伝導（図1）は、侵害受容器、神経線維（鋭い速い刺激は有髄のAδ、ゆっくり伝わる刺激は無髄のC線維）、脊髄、視床、大脳皮質の感覚（受容）野へと伝わり、「痛い！」と感じます[7]。その伝導経路には、脊髄視床路を経て素早く伝わり、痛みの弁別や部位の識別（どこに、どんな障害が起こっているか）に関与する「外側系」（脊髄視床路）と、脊髄視床下部路・扁桃体などを経て、痛みによる不快感、自律神経反応（血圧上昇・脈拍変動など）を伴う情動・認知的側面に働く「内側系」（脊髄視床下部路）があります。

　これら痛覚伝導系の一部が障害されると、侵害刺激への反応が鈍くなる（痛み刺激に鈍感になる）にもかかわらず、その領域に不快な異常感覚、しびれ、電撃痛などが起こり、「神経障害性疼痛」（表1）と呼ばれる病状が発症します[1,8]。

　その神経障害性疼痛は、神経の損傷部位において、侵害刺激とは関係なく無秩序に活動電流が発生し、その電流が中枢神経方向にも末梢神経方向にも伝わってしまうことによって、不快な痛みやしびれ、感覚異常などの範囲は広がります（図5）[9,10]。

　さらに、脊髄後角において侵害刺激の伝導を担っている線維（Aδ、C）と触覚を伝える線維（Aβ）の間の混線、バイパス（エファプス）の発芽（スプラウトともいう）なども起こって、感覚異常が発生します（図6）[1,11]。このバイパスを経て触覚刺激が痛覚神経系に伝わり、本来は痛みを引き起こさないはずの軽い接触刺激によって痛みが誘発されるアロディニア（異痛症）という症状が起こります。

　ただし、このエファプス説には異論もあって新たな研究成果が多数報告されており、「神経の損傷に伴って脊髄後角や脊髄後根神経節に誘導される神経成長因子（NGF）、炎症性サイトカインなどの関与、さらには上位中枢の異常感作なども関係する」と報告されています[12,18]。

　いずれにしても痛覚伝導系の損傷によって刺激応答に異変が生じ、末梢神経の損傷でも中枢神経系（脳と脊髄）に異常応答を招き、中枢神経が損傷された場合には、手足などの末梢神経領域に慢性疼痛、神経障害性疼痛などが

表2 神経障害性疼痛検出質問票[8]（著者一部改変）

[痛みのある部位では、焼けるような痛みがありますか？] 一度もない□／ほとんどない□／少しある□／ある程度ある□／激しい□／非常に激しい□
[ピリピリしたり、チクチク刺したりするような感じがありますか？] 一度もない□／ほとんどない□／少しある□／ある程度ある□／激しい□／非常に激しい□
[痛みがある部位を軽く触れられる（衣服や毛布が触れる）だけでも痛いですか？] 一度もない□／ほとんどない□／少しある□／ある程度ある□／激しい□／非常に激しい□
[電気ショックのような急激な痛みの発作が起こることはありますか？] 一度もない□／ほとんどない□／少しある□／ある程度ある□／激しい□／非常に激しい□
[冷たいものや熱いもの（お風呂のお湯など）によって痛みが起こりますか？] 一度もない□／ほとんどない□／少しある□／ある程度ある□／激しい□／非常に激しい□
[痛みのある場所に、しびれを感じますか？] 一度もない□／ほとんどない□／少しある□／ある程度ある□／激しい□／非常に激しい□
[痛みがある部位を、少しの力（指で押す程度）で押しても痛みが起こりますか？] 一度もない□／ほとんどない□／少しある□／ある程度ある□／激しい□／非常に激しい□

持続するという病態が起こります。なお、脳または脊髄の障害が原因の場合は「中枢神経障害性疼痛」、脊髄神経や三叉神経に原因がある場合には「末梢神経障害性疼痛」と言いますが、両者が合併した痛みも多数あります。

表2は、神経障害性疼痛を検出するための質問票であり、7項目（左端0点、右端5点）の合計を最大35点とした場合、20点以上では感度85％、特異度80％の確率で神経障害性疼痛の検出が可能としています[8]、[13]。

脳卒中の後遺症（中枢神経障害性疼痛）、有痛性糖尿病性神経障害、帯状疱疹後神経痛、開胸術後疼痛症候群などは神経障害性疼痛の代表疾患ですが、腰痛症、癌性疼痛、化学療法による多発性神経障害などでも、アセトアミノフェン、非ステロイド抗炎症薬（NSAIDs）、オピオイド（麻薬および類似薬）などが効きにくくなる原因に強く関わっています。また、認知障害が強い場合には、NSAIDsの副作用（胃潰瘍、喘息誘発、腎障害、心不全など）を確認しにくいため、重篤になる危険性がある点にも目を配る必要があります。このような痛みの特徴を念頭に、鎮痛薬の効果が減弱した場合、病状が悪化して痛みが強くなったのか、痛みの性状が変わって鎮痛薬が効きにくくなったのかを判別することが重要です。

表1、表2に示すような症状の有無を確認し、NSAIDsやオピオイドより

図7 運動習慣はどれくらい認知機能を高めるか[16]

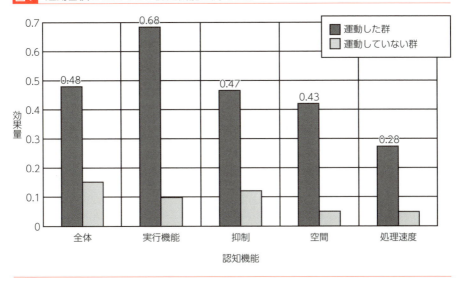

も抗うつ薬（アミトリプチリン、デュロキセチン）、抗けいれん薬（プレガバリン、ガバペンチン）などが有効であれば、神経障害性疼痛の合併が強く示唆されます[1]、[8]。

慢性疼痛軽減と認知障害予防に役立つ運動習慣

　近年の研究において、高齢になっても、動物のみならずヒトでも脳の神経機能の回復（可塑性）が確認できるようになり、この領域の研究に注目が集まっています[14]、[15]。その一方で、脳卒中後の麻痺、痛み、認知障害などに苦労している人はたくさんおり、脳神経の回復は不完全なことが多いという現実があります。

　このような点から、病気に罹ってもあきらめることなく治療、リハビリ、ストレッチ、運動などに励むことによって努力が報われる可能性があると同時に、その効果は不十分なことが多いことから早期治療と予防策の重要性が指摘されるところです。

　運動が神経損傷後の疼痛を軽減するという基礎研究が多数報告[18]されており、運動習慣が高齢者の脳機能の改善に役立つことも実証されています。

図7は、運動による認知機能への効果量を比較していますが、いずれの項目にも運動による効果を認めています。特に「実行機能」（目的をもった一連の行動を効率的に成し遂げるために必要な能力）の効果量増加が顕著です[16]。なお、この研究では、短時間の激しいストレッチよりも時間をかけた「有酸素運動」が有効としており、散歩・速歩、ジョギング、テニス、ゴルフなどの運動負荷を30分以上続け、酸素を使ったエネルギーの補給（好気的代謝）が必要なタイプが勧められています。

　ヒトは誰でも加齢とともに体力は低下し、神経機能は鈍化します。その加齢現象を遅らせる上で重要なことは、毎日体を動かし頭を使うことです。40歳を過ぎれば、脳の神経細胞は急速に減少して記憶力や認知機能が衰えることから、認知障害が進行する前に、毎日、自宅でも行えるストレッチを習慣づけることが重要です[14)-17)]。

おわりに

　筆者は後期高齢者ですが、上記の現実を認識し、毎日論文を読み、執筆を続けるよう心掛けています。また風呂に入る前、片脚立ちストレッチと腕立て伏せ各100回を欠かさないようにしています。ここで大事なことは、毎日できる運動をストレスにならない範囲で続けることです[14]。

　「看護師は他の職種に比べて肩こりが多い」という報告がありますが、私も首の痛みと肩こりに長年苦労しました。50歳を過ぎてからは、五十肩（肩関節周囲炎）、腰下肢痛、ゴルフ肘なども経験しましたが、ストレッチを続けた成果か、いずれも短期間のうちに軽快し、現在もゴルフやガーデニングを楽しむことができ、血液検査データもすべて正常域に入っています[1]。また、高齢期に多い帯状疱疹の予防では、「水痘ワクチン2回の接種により70歳以上の帯状疱疹罹患率が十分の一に減少する。さらに帯状疱疹後神経痛は百分の一に減少する」[18]という報告を参考に、弱毒生水痘ワクチンの予防接種を受け、抗体価の上昇を確認しています。

　それでは、最後に本稿をまとめて、筆を置くことといたします。

○高齢期には、腰痛、肩こりをはじめ、運動器の痛みが多く、要支援・要介護の原因になりやすい。特に、女性は骨粗鬆症による骨折が寿命を縮める原因になることを念頭に、運動と食事療法に努めることが肝要である

○慢性疼痛の原因には、神経の損傷によって発症する「神経障害性疼痛」が多い。この痛みは、慢性化しやすいうえ、治療法や有効な薬剤が急性疼痛とは異なることを念頭に、神経障害性疼痛の有無をアセスメントする

○高齢期の機能障害や痛みが進行する前に、ストレッチ、運動、趣味の活動などをストレスにならない範囲で継続することが、体の機能維持に加えて認知障害の予防に役立つ

○予防可能な疾患、特に慢性化しやすい帯状疱疹対策には水痘ワクチン接種が勧められる

【引用文献】

1）後藤文夫：神経障害性疼痛の緩和術－神経の痛みを癒す知恵，真興交易医書出版部，2017.
2）厚生労働省保険局ホームページ：診療報酬情報提供サービス・傷病名マスター，2017.
3）厚生労働統計協会：国民衛生の動向（2015/2016），2015.
4）葛原茂樹他：厚生労働省「慢性の痛みに関する検討会」，2010.
5）日本骨粗鬆学会・骨代謝学会・骨粗鬆症財団：骨粗鬆症の予防と治療ガイドライン 2015 年版　http:// www.josteo.com/ja/guideline/doc/15_1.pdf（2018.4.12 確認）
6）Cooper C, et al：Population-based study of survival after osteoporotic fractures. Am J Epidemiol 137, p.1001-1005, 1993.
7）Price DD：Psychological and neural mechanism of the affective dimension of pain. Science 288, p.1769-1772, 2000.
8）日本ペインクリニック学会：神経障害性疼痛薬物療法ガイドライン改訂（第 2 版），2016.
9）熊沢孝朗：痛みを知る，東方出版，2007.
10）Gracely RH, et al：Painful neuropathy? altered central processing maintained dynamically by peripheral input. Pain 51, p.175-194, 1992.
11）Woolf CJ, et al：Peripheral nerve injury triggers central sprouting of myelinated afferents. Nature 355, p.75-78, 1992.
12）Lopez-Alvarez VM, et al：Early increasing-intensity treadmill exercise reduces neuropathic pain by preventing nociceptor collateral sprouting and disruption of chloride cotransporters homeostasis after peripheral nerve injury. Pain 156, p.1812-1825, 2015.
13）Matsubayashi Y, et al：Validity and reliability of the Japanese version of the PainDETECT questionnaire：A multicenter observational study. PLoS One 8：e68013, 2013.
14）島孟留他：認知機能を高める運動効果と抗加齢，日本臨牀，74，p.1577-1582，2016.
15）ジョン・レイテイ：脳を鍛えるには運動しかない，野中香方子訳，NHK 出版，2009.
16）ダグラス・パウエル：脳の老化を防ぐ生活習慣，山中克夫監訳，中央法規出版，2014.
17）Livingston G, et all：Dementia prevention, intervention, and care, Lancet, July 20, 2017.
18）Cunningham AL, et al：Efficacy of the herpes zoster subunit vaccine in adults 70 years of age or older, N Engl J Med 375, p.1019-1032, 2016.

2-2

認知症の人の「痛み」の特徴と課題
――BPSD 等との関係

浜松医科大学看護学部 教授　**鈴木 みずえ**　Mizue Suzuki

認知症の人の「痛み」の特徴

　認知症の人が大腿骨頸部骨折を起こしても、痛みを訴えず、立ち上がれないといった行動で、初めて骨折していることが発見されるなど、認知症の人は一見痛みを感じないようにみえるかもしれません。痛みの評価を「本人の訴え」のみに頼っているわが国の医療では、認知症の人の痛みは放置されやすいのが現状です。例えば、老人保健施設の看護師を対象とした調査で「疼痛評価していない」「痛みの訴えがあったときのみに評価する」など日常的に痛みの評価をしていない者が全体の8割[1]という結果が明らかになり、2012年の北川らによる研究では「看護師の認知症高齢者の痛みの把握はセルフレポート（本人の訴え）が9割を占めている」こと[2]が明らかになっています。

　しかし、認知症の人は認知症でない人と同様に痛みを抱えており、その痛みは加齢や老年期の健康障害に関係した慢性痛であることが多いのです。図1は、アルツハイマー型認知症とそうでない人の慢性痛および急性痛のアセトアミノフェンの同等量スコアの鎮痛内服の比較を示しています。アセトアミノフェンの内服量はどちらも急性痛では同じですが、慢性痛では認知症の人は有意に少なくなります[3]。この結果から推察すると認知症の人は認知症でない人と同じように「急性痛」を感じていますが、「慢性痛」に関しては「痛み」と感じにくかったり、痛みを上手に表現したり、訴えることができない可能性があります。

　図2は「アルツハイマー型認知症の人と健常人の痛みの知覚・閾値・耐性

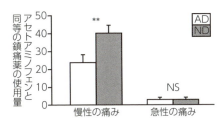

図1 アルツハイマー型認知症（AD）とそうでない人（ND）の慢性痛および急性痛のアセトアミノフェンの同等量スコアの鎮痛内服の比較[3]

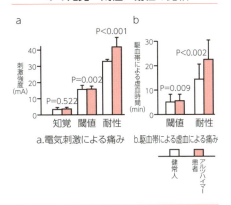

図2 アルツハイマー患者と健常人の痛みの知覚・閾値・耐性の比較[4]

の比較」です。アルツハイマー型認知症の人も電気刺激や駆血帯による痛みの知覚や閾値は健常人と同様でした。しかし、耐性は認知症の人が有意に増加していました[4]。このことより「アルツハイマー型認知症の人の知覚や閾値は健常人と同様だが、耐性は高い」と考えられます。つまり「本人が訴えないから対応しなくてよい」という考え方は間違っています。痛みによる身体・心理的な悪影響を考えると、「痛みは我慢するのではなく、積極的に軽減しなければならない」と言えます。

注意したい廃用症候群や中核症状との関連

● 高齢者に起こりやすい廃用症候群の種類と痛みの関連

　前述したように、高齢者は加齢に関連した心身機能の低下や活動性の低下による「廃用症候群」に関連した筋・関節拘縮、骨萎縮、循環障害や褥瘡などによる痛みを抱えています（表1）。特に重度認知症でADLの低下した人では廃用症候群の影響を受け、さらに言語的なコミュニケーション能力が低下しており、これらの状況が複雑に絡んでいるのが特徴です。

　この中で「筋・関節拘縮」は移動時の痛みとして表現されることが多いと思います。移動の際には十分な声かけをして移動を介助しないと痛みは増大します。また、褥瘡のある皮下組織の虚血状態や虚血性壊死による痛みでは、寝たきりの状態だけでなく、車いすを常に使用することによる臀部や踵部の

表1 高齢者に起こりやすい廃用症候群の種類と痛み

種類	概要
筋・関節拘縮	活動性低下による筋萎縮と筋力低下、関節可動域制限や運動障害
骨萎縮	体重負荷などの減少による骨量の減少による椎骨圧迫骨折など
循環障害	血流障害による起立性低血圧や深部静脈血栓症、同一体位による圧迫部位の血行障害
褥瘡	骨突出部に持続的な外力が加わることにより、皮膚や皮下組織の虚血状態や虚血性壊死

表2 認知症の人の中核症状に関連した言語的に痛みを訴えられない状況

種類	概要
記憶障害	痛みを経験したというエピソードを記憶できない
意味記憶障害	痛みを痛みと認識して記憶できない。何らかの不快や苦痛として意識したり、記憶に残っても痛みとして意識できない
見当識障害	痛みのあった時間や日付が記憶できない
判断力の低下	痛みという抽象的な言葉が認識できない（チクチクする、ビリビリするなど具体的に聞いてみる）
実行機能障害	痛みに対して対処できない・予測できない
失語	痛みを言語的に表現できない
失認	痛みを痛みと認識することができない

表3 認知症の人の痛みの原因

種類	概要
筋骨格系の痛み	骨粗鬆症・変形性膝関節症による腰痛・膝関節の痛み
帯状疱疹後の痛み	帯状疱疹発症後回復後に残る痛み（焼けるような痛み、一定の時間で刺すような痛みを繰り返す）
脳卒中後の痛み	疼痛伝達路である視床の出血・梗塞のある場合に起こりやすい
がんの痛み	がん性疼痛や治療に伴う化学療法誘発性神経障害など
うつに関連した痛み	うつや気分障害が痛みの原因、あるいは結果として悪循環を及ぼす
慢性術後痛 （術後遷延痛）	術後の急性疼痛が残存して慢性化・遷延したもの
身体表現性疼痛障害	身体的な痛みの所見に乏しく、心理的要因によって身体症状に影響が出ている痛み

図3 BPSDと呼ばれる認知症の人の行動や心理的な反応の現れるプロセス[5]

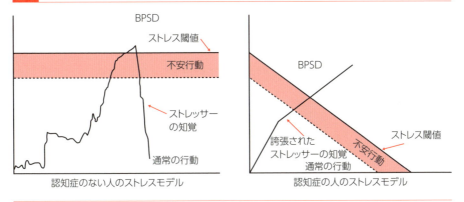

褥瘡なども痛みの原因となるのです。

● 認知症の人の中核症状に関連した言語的に痛みを訴えられない状況

　痛みの評価は個人の経験や情動による影響の可能性が高いことからセルフレポートが最も理想ですが、認知症の人は認知機能や記憶機能の低下や言語障害などのために痛みがあっても言語的に説明できない、逆に身体的な痛みの所見がなくても過剰に訴える場合も多いのです。そのために医療職は認知症の人が痛みを感じることは少ない、あるいは痛みを訴えても認知症の症状の一部と考えるなど十分に対応していない傾向にあります。

　表2に認知症の人の中核症状に関連した言語的に痛みを訴えられない状況を示しました。医療職は認知症の人のこのような状況を常に意識しながら関わっていく必要があります。

認知症の人の「痛み」の原因と悪循環

● 認知症の人も痛みを抱えている

　それでは、そもそも認知症の人の痛みの原因にはどのようなものがあるでしょうか。ある研究で「アルツハイマー病患者と非アルツハイマー病患者の痛みの原因を比較した結果、疾患に差はなかった」という報告があります。つまり、認知症の人もそうでない人と同様に痛みを抱えているのです。

　表3に認知症の人の痛みの原因を示しました。加齢に影響する骨粗鬆症・変形性膝関節症による腰痛や膝関節の痛みなど筋骨格系の痛みが一般的に多

2-2　認知症の人の「痛み」の特徴と課題　41

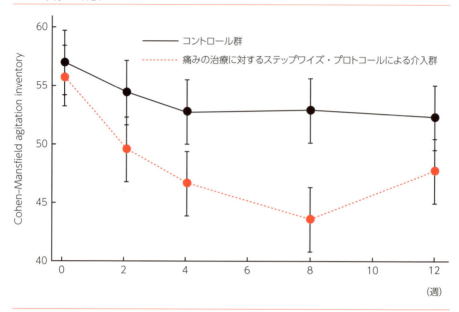

図4 ナーシングホームの認知症高齢者における疼痛治療によるBPSD減少の効果：クラスターRCT[6]

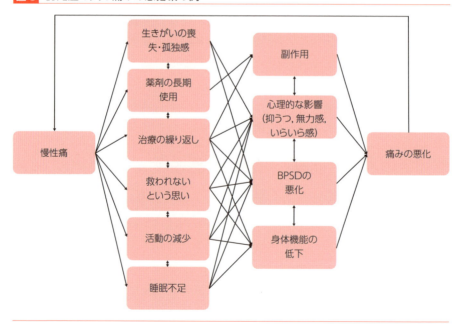

図5 認知症の人の痛みの悪循環の例

いようです。さらに高齢者は免疫機能が低下しやすく、帯状疱疹後の痛みも残りやすくなります。また、うつや気分障害が痛みの原因、あるいは結果となるだけでなく、その「痛み」が抑うつや睡眠障害を引き起こすという悪循環も及ぼしています。

● 認知症の人の痛みと BPSD の関係

認知症の人は痛みを言語的に表現することができませんが、痛みや痛みに関連した苦痛を感じており、それが認知症の「行動・心理症状（BPSD）」と呼ばれる行動に現れることもあります。

図3に BPSD が現れるプロセスを示しました[5]。認知症の人はストレス閾値が低下し、ストレスを自分でコントロールすることはできず、そのために BPSD が現れます。一方、認知症のない人はストレスを上手にコントロールすることができるので、BPSD を起こすことは少ないのです。BPSD は環境の変化やケア不足などのストレスが原因となりますが、痛みもストレスの1つになりえます。認知症の人は痛みを言語的に訴えることができない代わりに「BPSD で痛みがあることを表現している」のです。

痛みと BPSD は実は認知症の人の生活において日常的なものであり、「症状は関連している」と言われています。高齢者施設に入居する中等度から重度の認知症の人を対象に痛みの治療を積極的に実施したグループとコントロールグループを用いたクラスター RCT（集団無作為化比較臨床試験）の報告では[6]、痛みの治療を積極的に実施したグループにおいて BPSD が減少したことが明らかになりました。

具体的には、痛みの治療を行って8週間後、BPSD の評価指標の1つである Cohen-Mansfild Agitation Inventory が有意に軽減したのです。しかし、治療を中止すると4週間後には元に戻ってしまうことも報告され、この結果、痛みの治療が BPSD の積極的な治療に効果的であることが明らかになりました（図4）。

これらの認知症の人の痛みの悪循環に BPSD が関係する例として図5を示しました。「生きがいの喪失・孤独感」による心理、痛みに対する「薬剤の長期使用」、それでも痛みが軽減しないまま「治療の繰り返し」なども影響があります。このような状況は「身体機能の低下」や「抑うつ、無力感、いらいら感」を引き起して BPSD を悪化させ、さらに痛みを悪化させて慢性痛になるなどの悪循環を起こしています。

認知症のパーソン・センタード・ケアと「痛み」

パーソン・センタード・ケアは「その人を取り巻く人々や社会と関わりをもち、人として受け入れられ、尊重されていると、本人が実感できるように、共に行っていくケア」と言われています。認知症になると、脳の障害によって記憶障害や見当識障害、失語や失行、失認などを生じますが、症状の現れ方は人によって異なります。

パーソン・センタード・モデルでは、BPSD に影響する要因は、「脳の障害」「身体の健康状態」「生活歴」「性格傾向」「社会心理」にあるといわれています。「脳の障害」による認知面の障害だけでなく、これまでその人がどのような人生を歩んできたかといった「生活歴」や価値観・好み・対処パターンなどの「性格傾向」も、その人の行動に関わっています。さらに、その日の体調、服薬状況などの「身体の健康状態」も、その人の状態に大きく影響し、場合によっては混乱を増す原因になります。聴覚や視覚などの身体の健康や看護師との人間関係も BPSD に影響を及ぼしているのです。

このパーソン・センタード・モデルを応用して、筆者は「認知症の人のストレスによる反応や行動モデル」（図 6）を示しました[7]。心理的（潜在的）なニーズが満たされないことは不安や孤独感を生み、ストレス（痛み）を増大させます。認知症の人は失語などでコミュニケーションが十分にはとれないため、痛みを訴えても対応してもらえなかったり、痛みが放置されてしまいます。それは BPSD にも影響を及ぼしているのです。

もともと認知症の人は「痛みについて他人に頼りたくない」などの性格傾向をもつ人が多いのですが、看護師やケアスタッフとの温かな人間関係があって、いつでも痛みを訴えることができる状況であれば、鎮痛剤などの対応で痛みに対処することができます。

「せん妄」との鑑別に役立つ 米国老年医学会の「痛み」の指標

●「認知症の悪化」と「せん妄」の違い

せん妄とは、病気や薬の影響、環境の変化などによって意識障害が起こり、混乱した状態のことです。時間や場所がわからなくなったり、幻覚を見たり、

図6 認知症の人のストレスによる反応や行動モデル[7]

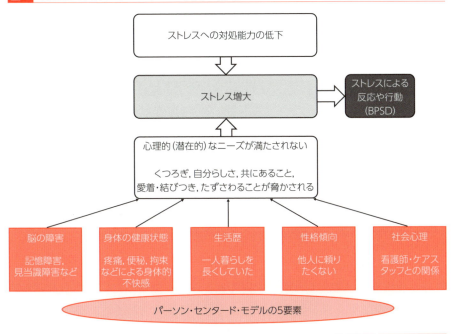

興奮するといった症状があるので、認知症と間違えられることもあります。確かに認知症もせん妄の準備因子でもあり、痛みや苦痛が関連してせん妄を発症することが報告されています[8]。

　認知症がある場合、せん妄を起こすと「認知症が悪化した」ように見えることがあります。しかし、認知症の場合は急激に症状が悪化することはほとんどなく、症状はゆるやかに進行します。せん妄は症状がやがて落ち着きますが、認知症の症状は悪化し続けるのが特徴です。

　せん妄との違いを鑑別するためにも、認知症の人の「痛み」をしっかりアセスメントする必要があります。例えば、認知症の人に「痛みは大丈夫ですか？」と聞くと「大丈夫です」と答えがちですが、術後など痛みの発生の可能性が高い時期には、「この部分に痛みはありますか？」「痛みはありませんか？」と実際に身体の部位をタッチしながら確認する必要があります。

● 米国老年医学会の「認知機能障害のある高齢者の痛みの指標」

　2000年、米国議会は「痛みの10年」宣言を採択し、急性痛が長期化した痛みとしての慢性痛の解釈から、痛みを「第5のバイタルサイン」とし、慢

表4 米国老年医学会の「認知機能障害のある高齢者の痛みの指標」[10]

指標	内容
顔の表情	少し眉をしかめる／悲しそうで怖がっている表情をする／しわが寄った額／閉眼あるいは固く閉じられた目／混乱した表情／速いまばたき
発語・発声	うめき／うめいて不平を言ったり、ためいきをつく／人を呼ぶ、大声で呼ぶ／荒い呼吸／援助を求める
身体動作	硬直したり、緊張した姿勢／そわそわしたり、速い歩調／制限された移動／歩行あるいは可動性の変化
人間関係の変化	攻撃的、闘争的であり、ケアに抵抗する／社会的相互関係の現状／社会的に不適当／破壊的／引きこもり
活動パターン・日課の変化	食事の拒否／食欲の変化／休み時間の中での睡眠／休息パターンの変化／いつもの日課の突然の中止／徘徊の増加
精神状態の変化	叫び／悲嘆／混乱の増加／いらだち／苦痛

性痛を急性痛とは独立した概念で捉えるようになりました[9]。

そして2002年、米国老年医学会は「認知機能障害のある高齢者の痛みの指標」として、「顔の表情」「発語・発声」「身体動作」「人間関係の変化」「活動パターン・日課の変化」「精神状態の変化」の6項目（表4）を挙げ、認知症の人の活動や機能における最近の変化も含めて痛みの症状やサインをアセスメントする必要性を示しました[10]。本人からの痛みの訴えがなくても、この指標をもとに痛みをアセスメントすることが重要です。

基本的快適さを満たすためのアルゴリズム

図7は、米国老年医学会の「重度認知障害のある高齢者の痛みの指標」のアルゴリズムとして、「痛みを軽減して基本的快適さを満たすための方法を実践する手順」を示したものです。認知症高齢者が痛みとともに基本的快適さ（心地よさ）に関するニーズを満たすことに着目しています。基本的快適さに対するニーズが満たされないと、不快で苦痛な気持ちが起こり、それはさらに痛みを増強させるからです。

アルツハイマー型認知症よりも血管性認知症やレビー小体型認知症の人は痛みに執着しやすく、不快感を高めて痛みが最大の関心事になりやすいのです。血管性認知症で心気傾向のある高齢者は脳皮質下虚血病変が認められ、

図7 痛みを軽減して基本的快適さを満たすための方法を実践する手順

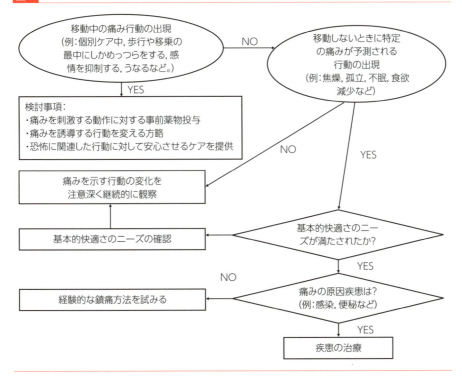

　脳皮質下虚血により、前頭葉機能が低下すると感情機能が低下し、不安を訴える人も多く、痛みが最大の関心事になることもあります。また、レビー小体型認知症の人は記憶の障害は少なく、情緒変動や睡眠障害が認められる場合があり、パーキンソニズムから筋緊張の亢進を起こしやすく、痛みが起きやすいのです。

　重度認知症の人の場合は、移動時の痛みの状況をアセスメントしますが、事前の薬剤投与、痛みを誘発する行動に改善、安心させるケアへの転換が必要です。特に重度認知症の人の場合、基本的快適さのニーズを満たすことが重要になってきます。

認知症高齢者の痛みに関する介入研究の今後に期待

　BPSDの減少を目的とした痛み治療介入として、痛みの治療や個別の内服

量の調整が認知症の人のBPSD軽減に効果的であったことは前述のクラスターRCTの報告[6]で明らかになりました。薬物治療においてアセトアミノフィンやオピオイドの内服量は少なく、痛みやBPSDには不十分であった可能性がありますが、認知症をもつ前期高齢者には効果が見られたと報告されています。米国老年医学会ではアセトアミノフィンが第一処方薬として推奨されていますが、認知症の人の薬物治療に関する研究では制限があり、今後さらなる研究が期待されています。

　一方、痛みとBPSDの緩和を目標とした非薬剤介入は「BPSDに対する介入」と多少重複しており、認知症の人本人・介護者・環境がターゲットにされています。痛みは気分障害と関係しており、うつや不安などと一緒に起こっているため、例えば長期療養施設における認知症の人の痛み、抑うつ、BPSDへの対応では、個々に合わせた複合的な認知行動療法（CBT）が提案されています。また、音楽療法、霊気療法、リフレクソロジー、パーソン・センタード・ケアなど多様な認知行動療法などが、痛み・不快・焦燥・抑うつ・不安などのBPSDに効果的であったと報告されています[11]。

　わが国における「痛みは我慢すべきもの」と考えられている文化や「認知症の人は言語的な訴えがないことから痛みを感じていない」と捉えられている環境においては、適切な治療がなされていないこともあります。しかし、認知症の人はそうでない人と同様に痛みを感じていることは明らかであり、今後、このような認知症の人の「痛み」に関する介入研究の結果が、痛みのアセスメント、ケア、治療が適切に行われることにつながることが期待されています。

【引用・参考文献】

1 ）田中和奈，百瀬由美子：介護老人保健施設入所者の疼痛に対する看護職の評価法の実態調査，日本老年医学会雑誌，49（1），p.99-106，2012.

2 ）北川公子：認知機能低下のある高齢患者の痛みの評価－患者の痛み行動・反応に対する看護師の着目点，老年精神医学雑誌，23（8），p.967-977，2012.

3 ）Pickering G, et al：Acute versus chronic pain treatment in Alzheimer's disease., European journal of pain., 10（4），p.379-384, 2006.

4 ）Benedetti F, Vighetti S, Ricco C, Lagna E, Bergamasco B, Pinessi L, Rainero I.：Pain threshold and tolerance in Alzheimer's disease, Pain, 80（1-2），p.377-82. 1999.

5 ）Hall GR, Buckwalter KC：Progressively lowered stress threshold：a conceptual model for care of adults with Alzheimer's disease, Arch Psychiatr Nurs, Dec；1（6），p.399-406, 1987.

6 ）Husebo BS, Ballard C, Sandvik R, et al：Efficacy of treating pain to reduce behavioral disturbances in residents of nursing homes with dementia：cluster randomized clinical trial, BMJ 2011；343：d4065

doi：10.1136/bmj. d4065

7）鈴木みずえ：認知症の人のストレスによる反応や行動，鈴木みずえ・酒井郁子編，パーソン・センタード・ケアでひらく認知症看護の扉，南江堂，p.13-14，2018.

8）Vaurio LE, Sands LP, Wang Y, Mullen EA, Leung JM：Postoperative delirium：the importance of pain and pain management. Anesth Analg, Apr；102（4），p.1267-73, 2006.

9）熊澤孝朗，山口佳子：アメリカの痛みの10年宣言から学ぶ，PAIN RESEARCH，19（1），p.23-28，2004.

10）AGS Panel on persistent pain in older persons, The management of persistent pain in older persons, J AM Geriatri Soc. 2002；50（6）：S205-2024.

11）Pieper MJ, van Dalen-Kok AH, Francke AL, et al. Interventions targeting pain or behavior in dementia：A systematic review, Ageing Res Rev. 2013；pii：S1568-1637（13）00024-X. doi：10.1016/j.arr.2013.05.002.

2-2　認知症の人の「痛み」の特徴と課題　49

2-3

認知症の人の「痛み」の慢性化
──解剖生理学からの考察

浜松医科大学医学部麻酔・蘇生学講座講師/集中治療部副部長　**御室 総一郎** Soichiro Mimuro

　カナダ Alberta 大学の Observing and talking about pain behaviors（認知症の人の痛みに気づく）というサイトがあります[*1]。

　そのホームページには、まず池の水面を落ち葉が覆っている写真があり、その下には以下のような説明文があります。

　「落ち葉によって水面下で起きていることは隠されています。それと同じように、認知症の人々が経験している痛みの深さを知ることも難しい」

　この説明文は、認知症の人のケアを行うときの難しさを的確に表現していると思いませんか。

　「認知症の人々が経験している痛み」として、変形性膝関節炎痛、脊椎圧迫骨折後痛、帯状疱疹後神経痛、大腿骨頸部骨折後疼痛、脊椎管狭窄症痛などが挙げられます。本稿では解剖を中心に見ていきたいと思います。

認知症の人の解剖生理学

　認知症の人の特別な解剖があるわけではなく、基本的な解剖に変わりはありません。また痛みは人が持つ体を守るための仕組みのため、認知症になったからといって痛みがなくなることはありません。ただし、認知症の人の場合、痛みをうまく表現することができなかったり、一見「痛み」と関係ないように思われる症状が悪化したりすることがあります。

[*1]：http://www.painanddementia.ualberta.ca/

50 ｜ 第2章　認知症の人の「痛み」の基本的な考え方

● 体性感覚によって痛みの情報は脳に伝えらえる

そもそも「人には視覚・聴覚・味覚・嗅覚・触覚の五感がある」と古代の哲学者アリストテレスが言いました。その当時、痛みは「魂の苦悩」とされました。

現在では温かさ、痛み、冷たさ、かゆみなど、皮膚、筋肉、骨で生じる感覚は「体性感覚」と呼びます。この受容体は体のすべての部分に分布しています。痛みの刺激よってセロトニンやアセチルコリンといった発痛物質が出ます。この物質が知覚神経の末端（自律神経終末）に達すると、今度はその刺激が電気信号に変化して、「脊髄」と脳の「視床」という部分を経て、大脳皮質の「体性感覚野」に届きます。この体性感覚野では、痛みの信号がどこから来たかによって、それぞれに対応する神経細胞が反応します。

こうして初めて「膝が痛い」などの感覚が生じるのです。この痛みを「侵害受容性疼痛」と言います。

● 痛みの慢性化は「可塑性」と「感作」によって起こる

痛みの慢性化のメカニズムは、「可塑性（かそせい）」と「感作（かんさ）」によって起こります。

「可塑性」とは、弾性の反対語で「変化したものが変化した状態を維持する性質」で、神経系において痛みがあればその状態が持続し、無痛であればその状態が持続するという性質です。このことから痛みを放置すると慢性化し、逆に有効な鎮痛状態を続けることが痛みの長期的な抑制につながると考えられています。

一方、「感作」とは、痛み刺激に対する反応が敏感になることです。末梢神経と中枢神経の両方において生じると考えられています。適切な鎮痛を施して可塑性と感作による変化を予防することが、慢性痛への移行の抑制につながると考えられます。

慢性化しやすい痛みと代表的疾患

● 慢性化した痛みは3つに分けられる

慢性化した痛みは、その原因によって、
①侵害受容性疼痛
②神経障害性疼痛

③心因性疼痛

に分類することが多いと思います。

　実際には複数の機序が合併し、経過の中でそれぞれが占める割合も複雑に変化していくことが多く、慢性痛では神経障害性や心因性の要素が強くなると考えられます。

①侵害受容性疼痛

　「侵害受容性疼痛」は最も一般的な痛みといえます。炎症や組織の損傷によって生じた発痛物質が末梢の侵害受容器を刺激することによって生じる痛みです。例えば、骨関節炎・脊椎圧迫骨折・大腿骨頸部骨折・椎間板ヘルニアなどがあります。

②神経障害性疼痛

　「神経障害性疼痛」は体性感覚神経に対する損傷や疾患によって引き起こされる痛みです。「灼けるような」「うずくような」「ヒリヒリするような」「ビーンと走るような」といった特徴的な性質の痛みで、痛覚過敏や、触れただけの触刺激で痛みが誘発される「アロディニア」といった症状があります。例えば、帯状疱疹後神経痛・脳卒中後の痛み・糖尿病性神経障害・脊柱管狭窄症などがあります。

③心因性疼痛

　「心因性疼痛」は身体の異常によるものでなく、心理的な要因に由来する痛み、または器質的病変が心因により修飾されて最も重要な因子となっているような痛みです。前者として身体表現性疼痛（疼痛性障害）があり、後者としては交通事故後の補償問題等から症状が遷延している頚椎捻挫等が該当します。

代表的疾患とその慢性化

　急性期に適切な治療が行われれば慢性化しにくいのですが、認知症により「痛み」として捉えられず放置されたり、十分な治療が受けられなかったりすると、「痛みの慢性化」が起こります。

● 変形性膝関節炎痛

　膝関節は、大腿骨・脛骨・膝蓋骨によって関節が構成されています。この関節の骨表面は柔らかい軟骨で覆われています。大腿骨と脛骨の間には半月

板という三日月の形をした軟骨があり、衝撃を吸収し、膝関節を安定させる働きがあります。

「変形性膝関節症」は外傷や加齢によって半月板が断裂したり、軟骨が摩耗したりすることで、硬い骨同士がこすれあい、炎症や痛みを引き起こします。主な症状として、痛み・関節腫脹・可動域の制限・筋力低下があります。

◉ 脊椎圧迫骨折後痛

「圧迫骨折」は原因によって2つに分けられます。1つは、しりもちをついたり、転倒したりして、一気に骨が潰れる「外傷性骨折」、そしてもう1つは、いつの間にか潰れているというように、骨がもろくなっている場合に起こる「脆弱性骨折」です。

外傷性骨折は痛みがありますが、脆弱性骨折は痛みがある場合とそうでない場合があり、全く気がつかないうちに椎体が潰れていることがあります。椎体が潰れていくと円背となるため猫背のようになります。

「脊椎圧迫骨折後痛」があると、痛みのために生活の質が低下し、円背によって心肺機能の低下が起き、遅発性の神経麻痺なども起こります。

◉ 帯状疱疹後神経痛

帯状疱疹は水痘・帯状疱疹ウイルスによって起こります。皮膚に水疱の集まりができ、かさぶたになります。通常であれば痛みはなくなりますが、重症度が高い場合や初期治療が遅れた場合、痛みが残り、神経痛になることがあります。

痛みの症状は神経障害性疼痛であり、夜も眠れないような痛みや、アロディニアなどが代表的です。この痛みの症状が認知機能を低下させ、治療薬（抗うつ薬）等を適切に投与しても認知機能が低下するという報告があります。

◉ 大腿骨頸部骨折後疼痛

大腿骨近位部は骨盤側から骨頭・頸部・転子部・転子下に分けられます。骨頭と頸部は関節包の中にあります。そのため骨膜がなく、骨折しても骨膜が固まることによる骨折の治癒が進みにくい特徴があります。

原因は骨粗鬆症のある高齢者が転倒することによって起こります。単にひねることや向きを変えただけで起こることもあります。受傷すると鼠径部の痛みを訴えることが多く、歩行や体動が困難になります。

治療は、手術または保存治療になりますが、この痛みにより、認知症の発症・進行、褥瘡、深部静脈血栓症、廃用症候群などが起きる場合が多く、さ

2-3 認知症の人の「痛み」の慢性化 | 53

まざまなケアが必要となります。

◉ 脊椎管狭窄症痛

　椎体・椎弓・椎間関節によってできた神経の管を「脊柱管」と言います。脊柱管内にある椎間板の膨隆、黄色靭帯の肥厚、椎間関節の変性によって脊柱管が狭くなって神経を圧迫することで「脊椎管狭窄症痛」が起こります。症状としては、間欠跛行・腰下肢痛・下肢のしびれ・脱力感、進行すると膀胱直腸障害があります。

　治療は保存療法ですが、手術によって除圧術を行います。神経障害性の痛みが主になることが多く、手術後には長い安静期間が必要であるため認知症の発症や進行が起こりえます。

認知症の人の「痛み」の評価の難しさ

　これまで「慢性化した痛み」について述べてきましたが、実際、認知症の人の痛みを評価することや周辺症状の変化を捉えることに難しさを伴うことは、臨床的によく知られています。

　日本語版アビー痛みスケール（APS-J）とセルフレポートとしての Verbal Descriptor Scale（痛みなしを 0 点～想像できる最も強い痛みを 6 点）を用いて、認知症の人で痛みがあると評価された人の割合と痛みが認知症の人の行動・心理症状（BPSD）に及ぼす影響を調べた報告があります。

　介護保険施設に入所する認知症の人 131 人（男性 29 人/女性 102 人）を対象に調査を行い、「セルフレポートで痛みの症状のある人」の割合は 25.00%（26/104）で、「APS-J による痛みの症状のある人」の割合は 25.95%（34/131）でした。また、APS-J の「表情」「身体的変化」に関して、セルフレポートで「痛みなし」と回答した人に比べて回答不明の人が有意に高くなりました。さらに、BPSD の評価である Gottfries-Brane-Steen Scale[*2] の「認知症の人に共通なその他の症状」と、その下位尺度である「焦燥」「不安」「感情の抑うつ」をそれぞれ目的変数として年齢・MMSE をコントロールした重

[*2] Gottfries-Brane-Steen Scale（GBSS）：GBSS は「運動機能」「知的機能」「感情機能」「認知症に共通なその他の症状」の 4 つの下位尺度から構成され、全部で 26 項目から成る行動評価尺度です。認知症の程度、認知状態のプロフィールおよび治療効果を量的に評価することを目的としています。GBSS の各評価項目は、その重症度が 7 段階に分けられ、それぞれの重症度の説明が加えられています。この点で従来の行動評価尺度とは異なる特徴をもつ観察者用の尺度といえます。

回帰分析では、APS-J が BPSD を有意に促進する要因でした。これより言語的な訴えのできない認知症の人の痛みを十分アセスメントしていない可能性や認知症の人の痛みが BPSD を促進していることがわかりました。

　これらの結果より、「認知症の人の痛みの評価が十分にされていないことや痛みが周辺症状にとても影響していることを十分に念頭に置いてケアしていく必要がある」とその報告では結論しています。

＊

　以上、解剖を中心に「認知症の人の痛み」を見てきましたが、最後に述べたように痛みを臨床的に捉えるのはなかなか難しいことも事実です。「痛みの慢性化」を防ぐために、看護職には、まず認知症の人も痛みを感じていることを理解し、認知症の人の表情や行動から「痛みが隠れていないか」を常に意識することが求められていると思います。

第 **3** 章

認知症の人の
「痛み」のアセスメント

「痛み」の発見とアセスメント
―― 認知機能低下のある人の
「痛み」に気づくために

3

「痛み」の発見と
アセスメント

──認知機能低下のある人の「痛み」に気づくために

群馬県立県民健康科学大学看護学部 教授　**高井 ゆかり**　Yukari Takai

認知機能低下による痛みの訴えへの影響

● 認知機能の低下による影響

　認知機能が低下することにより、痛みを認識したり、痛みを訴えることが難しくなります。例えば、表1のように、アルツハイマー病の場合、初期において時間の失見当や近時記憶障害が起こり、いつ痛みがあったのかなどを思い出すことが困難となる場合もあります[1]。また、中期になると即時記憶障害や言葉の理解が徐々に低下して感覚性失語（流ちょうに話すが、相手の言っていることの理解が困難）の状態を示すこともあります。

　そのため、認知症の人は、痛みの有無や強さについて質問してくる周りの人の言葉を理解できず、痛みが訴えられない状況にある可能性もあります。さらに、認知症の行動・心理症状（BPSD）により、抑うつが強くなって痛みが訴えられなくなったり、または、気分が変わることによって痛みの訴えが変わり、周りの人が振り回され、痛みの訴えの信ぴょう性自体を疑われるような状況に陥ることもあります。

　このような認知症の人においては、看護師や家族など周囲の人が痛みを早期に見つけ出し対処することが重要となります。

● 認知症の人の痛みを正しく理解できないケース

　痛みの発見は、時には困難を有することもあります。認知機能がどのように障害されているか、またBPSDがどのように出現しているかによって、周りの人が認知症の人の痛みを正しく理解することが難しくなる場合があるか

58 ｜ 第3章　認知症の人の「痛み」のアセスメント

表1 アルツハイマー病の臨床出現順序

	初期（軽度） (FAST stage 4) (HDS-R 18〜25)	中期（中等度） (FAST stage 5) (HDS-R 11〜17)	末期（重度） (FAST stage 6〜7d) (HDS-R 0〜10)	終末期
記憶障害：	近時記憶障害	即時記憶障害	遠隔記憶障害　　完全健忘	
見当識障害：	時間の失見当	場所の失見当	人物の失見当	
言語障害：		健忘失語	感覚性失語	全失語
精神症状：	不安・うつ・妄想	幻覚・鏡現象		
行動障害：	焦燥	多動・徘徊・暴力	不潔行為	
運動障害：			失禁　痙攣　固縮　四肢拘縮	
生活障害：	I-ADL障害		B-ADL障害　ADL全介助　嚥下障害	

HDS-R：改訂長谷川式簡易知能評価スケール（上記得点は大まかなめやす）
FAST：Functional Assessment Staging of Alzheimer's Disease
[出典] 山口晴保：認知症の正しい理解と包括的医療・ケアのポイント（第2版），協同医書出版社，p.63，2010.

らです。例えば、楽しく過ごしているときには痛みを訴えてこなかったりすると、痛みの訴えは「気を引きたいだけ」と思うかもしれません。しかし、このような訴え方のパターンは痛みの強さの感じ方に影響を与える要因が関連している可能性もあり、痛みがないとは言い切れません（図1）。

また、痛みが刺激となり、徘徊したり、ケア時に暴力があったりする場合、周りの人から敬遠されることで、認知症の人の痛みの正しい把握が困難となる場合もあります。

認知症の人の痛みの訴えへの影響要因と「痛み」の発見の重要性

◎「痛みの訴え」に影響を与えるさまざまな要因

痛みを引き起こす疾患や病態があったとしても、痛みの訴え方はその人ごとに違い、さまざまな要因に影響を受けており、そのことが周りの人の痛みの発見に影響を与えることもあります（図2）。

痛みの訴えは、痛みそのものの強さや性質により、訴え方が変わってきます。鋭い痛みが強く起こったときには即座に痛みを激しく訴えるかもしれませんが、鈍い痛みがじわじわ起こっているときには、痛みを訴えずに耐えているかもしれません。とくに慢性的な体の痛みの場合、いつも痛みがあるため痛みを訴えず、表情も乏しく、周りの人が痛みを発見することが難しくな

3　「痛み」の発見とアセスメント　59

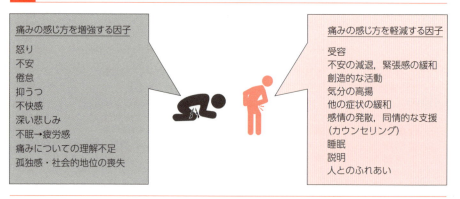

図1 痛みの強さの感じ方に影響を与える一般的な因子

[出典] Twycross, R., Wilcock, A., Toller, C.S.：Symptom Management in Advanced Cancer 4th edition，武田文和監訳，トワイクロス先生のがん患者の症状マネジメント（第2版），医学書院，p.13，2010．一部改変

る場合もあります[2]。

　また、認知機能低下の程度や歩行機能や聴力などといった身体状態の低下によって、痛みを訴えることが困難となる場合もあります。さらに、「自分は価値のない人間だ」「誰も自分のことは信じてくれない」などの心理状態にある場合は、痛みを訴えることをやめてしまうかもしれません。

　「痛いなんて言ったら周りが嫌な思いをするだろう」「迷惑をかけたくない」「弱音を吐きたくない」「痛みは我慢すべきだ」などの信念や痛みを我慢することを美徳とする日本の文化も痛みの訴え方に影響を与える可能性があります[3]。研究によると、介護施設に入所している高齢者の7割は「痛みを我慢すべきだ」と答え、「痛みのあるときにいつでもスタッフに訴える」と回答した人は約3割でした[4]。

　一方で、過去の経験により「今回も痛みを医師が治してくれるだろう」と期待して訴える場合もあれば、その反対に「今回も痛みをとることは無理だろう」または「専門家なのだから言わなくてもわかるだろう」と痛みの訴えに消極的になる可能性もあります[5]。

　このように、さまざまな要因が認知症の人の痛みの訴えに影響を与えるので、認知症の人は痛みがあるときにいつでも痛みを訴える、または訴えることができるとは限りません。そのため、同じ疾患があったとしても、人により痛みの訴え方が異なりますし、さらにそれらの要因が認知機能の低下による影響を受け、より一層、複雑になります。

● **看護師や家族に求められる「痛み」の適切な把握**

医療者の誤認が痛みの発見を遅らせることもあります。「痛みを訴えないから痛くはないだろう」や「認知症の人は痛みを感じにくい」などと考え、痛みのある認知症の人の把握が十分にできなくなることもあります[6]。「認知症なのだから痛みを感じないのだろう」と痛みがある可能性を否定し、十分な観察ができていないこともあるかもしれません。

しかし、体の痛みは、多くの認知症の人が日常的に経験している可能性が高く、痛みにより抑うつ傾向や、ADLの障害、リハビリテーションの遅れ、睡眠障害、転倒、不安等の悪影響が起こる可能性も高いため、痛みへ適切に対処することが重要となります[7]。特に認知機能の低下した高齢者の場合、看護師や家族など周りにいる者が適切に痛みを把握することが求められます。

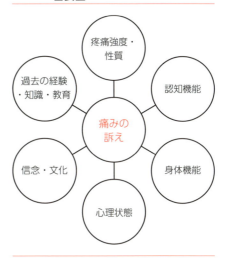

図2　認知症の人の痛みの訴えへの影響要因

痛みの発見のための2つのアプローチ

痛みを発見するためには、以下の2つのアプローチが必要となります。
①痛みの訴えを聴く
②その認知症の人に関わっている者による観察

痛みの訴えを聴く場合、認知機能が低下している高齢者には、「昨日の夜は痛みがありましたか？」「今朝、痛みはどうでしたか？」など過去にさかのぼって「痛み」を尋ねられることに答えるのは難しいかもしれません。そのため、痛みを引き起こしやすい動作、例えば移乗動作や歩行の開始時、着替えなどのときに、その場で痛みを尋ねることが必要となる場合があります。

痛みについての質問をした際、十分な時間をとって聴くことや、本人となじみの関係を築いておくことも、痛みの訴えを引き出すことに有効であるといえます。本人からの痛みの訴えを聴くと同時に、注意深い観察も重要とな

図3 テーラード・ケア

Tailored care （テーラード・ケア）

高齢者1人ひとりに合わせた痛みのケアを考えましょう

慢性痛ケアにおいて、特に重要な内容をまとめました。
テーラード・ケアとは、仕立て屋さんが1人ひとりの体の寸法を丁寧に測り、その人にぴったりの服を仕立てるように、1人ひとりの対象者に合ったケアを提供することです。これは痛みのケアにおいて大変重要な考え方です。

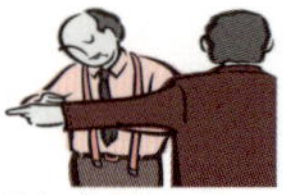

T⇒ <u>Type</u> ： 痛みの**タイプ**をアセスメントしましょう

A⇒ <u>Ask</u> ： 痛みについて直接**尋ねましょう**。高齢者は訴えてこない場合もあります

I⇒ <u>Intensity</u>: 痛みの**強さ**のアセスメント尺度は、その人の身体・認知機能に合ったものを使いましょう

L⇒ <u>Location</u>: 痛みのある**場所**は、指し示したり答えにくいこともあります。体の図を使うとよいでしょう

O⇒ <u>Observation</u> ： 痛みがあるかどうかよく**観察**しましょう

R⇒ <u>Relieving & aggravating factors</u>: 何がその人の痛みを**軽くしたり、増悪させたりする**でしょうか

E⇒ <u>Emotion</u>: 痛みは、**感情（気持ち）**や捉え方に影響されやすいことを受け止めましょう

D⇒ <u>Distress</u>: 生活をする上での痛みによる**つらさ**を理解しましょう

ります（詳しくは次節で触れます）。

　注意深い観察を助けるものとして「看護師の知識」があります。疾患ごとに特徴的な痛みの性状・タイプ、痛みのメカニズム、痛みの訴えへの影響要因などを知っておくことで、痛みの発見が早まる可能性が場合あります（第2章を参照）。

セルフレポートの重要性と痛みの理解に役立つ「テーラード・ケア」

● 痛みの把握に最も重要な「セルフレポート」

　国際疼痛学会（IASP）では、痛みを「不快な感覚体験、情動体験（An unpleasant sensory and emotional experience）」と定義しています[8]。つまり、痛みは「痛み感覚」のみではなく、過去に経験した「痛みの記憶」や予測な

どに関連して痛みを捉える「認知の側面」、そしてそれを不快に感じる「感情の側面」を含みます[9]。

さらに、慢性的な体の痛みは、「複雑系（complex system）として捉えるべきである」と言われています[10]。痛みは、複数の要因が相互に関連しつつ全体として何らかの性質を見せるものであるからです。また、痛みは、痛みの発生や維持に、生物学的に説明できる器質的な原因だけでなく、心理・社会的側面にも影響を受け、その人が経験しているために起こります[11]。

このように、痛みは何らかの疾患や異常により起こるだけではなく、その人の気持ちや経験により影響を受けるものであり、生物学的に疾患や異常だけで語れるものではありません。そのため、痛みの経験、つまり痛みの感じ方は、さまざまな要因によって影響を受け、多種多様であるといえます。同じ疾患でも、その人によって痛みの感じ方は異なるといえるでしょう。

では、看護師を含む周囲の人は痛みをどのように把握したらよいでしょうか。

痛みの把握に際しては「セルフレポート」、つまり「本人の訴え」を聴くことが原則です。それには前提があります。「周囲の人が、痛みを訴えているその人の訴えを信じる」ということです。痛みは他者には見えません。経験しているその人しかわからないのです。

McCaffery は「痛みとは、現にそれを体験している人が表現する通りのものであり、それを表現したときにはいつでも存在するものである」と述べています[12]。また、「痛みをどのように感じ、それをいつ感じるかを一番よく知っているのは患者である」とも述べています[13]。他者が客観的に痛みを測定できる生物学的指標がない現在、痛みのある人の訴えを聴き、それを信じることからアセスメントやケアが始まるでしょう。

◎ 痛みを理解するのに役立つ「テーラード・ケア」

それでは、「痛みのアセスメント」としては、どのようなことをしたらよいでしょう。図3に「テーラード・ケア（Tailored care）」を示しました。テーラード・ケアとは、仕立て屋さんが1人ひとりの体の寸法を丁寧に測り、その人にぴったりの服を仕立てるように、十分な情報収集とアセスメントのもとで1人ひとりの認知症の人に合ったケアを提供することです。

慢性的な体の痛みのアセスメントに重要な内容を「Tailored」の一文字一文字に当てはめています。これは慢性的な体の痛みのみならず急性的な痛みのケアにおいても重要な考え方であるといえます。

「テーラード・ケア」を活用して 痛みのアセスメントを行う

それではテーラード・ケアの内容を説明します。

〈Type：痛みのタイプを知る〉

まず、Type（タイプ）です。痛みのタイプにより、治療やケアが変わる可能性があるので、最初に痛みのタイプをアセスメントしましょう。痛みを起こす要素として、侵害受容性、神経障害性、心理・社会的側面が挙げられます。それぞれに適するとされる治療法があるので、痛みがどのタイプに入りそうかを検討する必要があります。

特に神経障害性疼痛の場合、薬物療法やケアに考慮する必要があります。そのため、神経障害性疼痛の知覚異常の特徴によりスクリーニングする尺度もあるので用いるとよいでしょう（34ページの表2参照）[14][15]。質問に答えることのできない認知症の人の場合は、これらの尺度の項目にあるような特徴がありそうかどうかをアセスメントします。

〈Ask：直接尋ねる〉

2番目は、Ask（尋ねる）です。認知症の人は訴えてこない場合もあるので直接尋ねることが大切です。

〈Intensity：痛みの強さを知る〉

3番目は、Intensity（強さ）です。痛みの強さのアセスメント尺度は、その人の身体・認知機能に合ったものを使いましょう。尺度としては「数字評価尺度（NRS）」「視覚アナログ尺度（VAS）」「フェイススケール（FPS）」「口頭式評価尺度（VDS）」などが挙げられます[16]。

NRSは、比較的よく臨床で用いられることのある尺度であるといえます。［0］を「痛みなし」とし、［10］を「これ以上の痛みは考えられない」としたときに、自分の体の痛みの強さに最も合った数字を選んでもらう尺度です。

VASやFPSは、測定時に線や表情の書かれた紙やペンなどを必要とする尺度のため、視力障害のある認知症の人や、動作時などに用いることは難しいかもしれません。

VDSは、対象者に4段階[17]や6段階[18]で表された痛みの程度を「痛みなし」から「想像できる最も強い痛み」の中から、最も自分の痛みに近い表現を選択してもらう尺度です（表2）。選択肢が多くなると認知機能低下のある

人が答えることは難しくなってくるか
もしれません。

先行研究によると、これらの尺度の
うち、認知症の人が好み、使用しやす
い尺度としては、VDS や FPS、NRS
が挙げられています[19]。また、Pesonen
らの研究によると、「no pain（痛みな
し）」から「unbearable pain（耐えられ
ない痛み）」の5段階で痛みの強さを聞くほうが、VAS や FPS に比べ、認
知機能の低下のある人でも答えることができたことを報告しています[20]。例
えば、MMSE11〜16点の人で約8割の人は VDS では回答することができた
が、VAS や FPS は約6割の人しか回答できなかったとされています。認知
症の人の状態に合った、その人が最も使いやすい尺度を選び、他職種にも同
じ尺度を使ってもらうことにより、混乱せず、痛みの推移の把握がしやすく
なるかもしれません。

表2	口頭式評価尺度（Verbal Descriptor Scale：VDS）の例
0. 痛みなし	
1. かすかな痛み	
2. 軽い痛み	
3. 中くらいの痛み	
4. 強い痛み	
5. 非常に強い痛み	
6. 想像できる最も強い痛み	

〈Location：痛みの場所を知る〉

4番目は、Location（場所）です。認知症の人は「痛みのある場所」を適
切に指し示すことが難しい場合があります。また、痛みがあることで、その
部位を指し示すことが困難なときもあります。そのようなときには「痛みの
評価シート」（図4）にあるような体の図を使うとよいでしょう[21]。特に高齢
者の場合、痛みのある場所は1カ所とは限らないので、体の図に書き込んで
もらうことで全体像が把握しやすくなります。例えば、腰痛とそれをかばう
ために起こる筋肉痛などといった痛みの関連もわかりやすくなるでしょう。
注意したいのは、内臓の関連痛の場合、異常のある臓器の侵害刺激を入力す
る脊髄レベルの皮膚に異常を認めることがあることです[22]。例えば、心筋梗
塞や狭心症、胸部大動脈解離などで見られる肩部痛などです[23]。

〈Observation：よく観察する〉

5番目は、Observation（観察）です。認知症の人に痛みがあるかどうかよ
く観察しましょう。認知機能が正常と、または軽度・中程度の認知症の人の
痛みのアセスメントとしては、まずは「本人に直接聞いてみること」が重要
です。しかし、認知症の人では言葉で痛みを訴えないこともあるため、言葉
からの情報収集と同時に、表情や態度、声の様子などにも注意を向けること

3 「痛み」の発見とアセスメント

図4 痛みの評価シート

痛みの評価シート

氏名 _____ ID _____

記入日　　　年　　月　　日　　　記入者　（　　　　　　　　　　　）

○ 日常生活への影響

0：症状なし	1：現在の治療に満足している	2：時に悪い日もあり日常生活に支障を来す	3：しばしばひどい痛みがあり日常生活に著しく支障を来す	4：ひどい痛みが常にある

○ 痛みのパターン

NRS 10 〜 0	NRS 10 〜 0　1日に □回	NRS 10 〜 0	NRS 10 〜 0
1. ほとんど痛みがない	2. 普段はほとんど痛みがないが，1日に何回か強い痛みがある	3. 普段から強い痛みがあり，1日の間に強くなったり弱くなったりする	4. 強い痛みが1日中続く

○ 痛みの強さ

全くなかった ←————————————————→ これ以上考えられないほどひどかった

痛み（一番強い時）	0	1	2	3	4	5	6	7	8	9	10
痛み（一番弱い時）	0	1	2	3	4	5	6	7	8	9	10
痛み（1日の平均）	0	1	2	3	4	5	6	7	8	9	10

○ 痛みの部位

○ 治療の反応

● 定期薬剤
　　1. なし
　　あり———— 2. オピオイド　（　　　　　　）
　　　　　　　　3. 非オピオイド（　　　　　　）
　　　　　　　　4. 鎮痛補助薬　（　　　　　　）

　○副作用
　・眠気　　　　1. なし
　　　　　　　　2. あり（不快ではない）
　　　　　　　　3. あり（不快である）
　・見当識障害　1. なし　2. あり
　・便秘　　　　1. なし　2. あり（硬・普通・軟）
　・悪心　　　　1. なし
　　　　　　　　2. あり（経口摂取可能）
　　　　　　　　3. あり（経口摂取不可能）

○ 痛みの性状

鈍い	重苦しい
鋭い	うずくような
灼けるような	ビーンと走るような
刺されたような or 刺すような	

● レスキュー薬
　使用薬剤と量　（　　　　　　　　　　　　）

　○使用回数と効果　（　　　　　　　）回/日
　　使用前NRS（　　　）→ 使用後（　　　）
　　1. 完全によくなった　　2. だいたいよくなった
　　3. 少しよくなった　　　4. 変わらない

　○副作用
　・眠気　　1. なし
　　　　　　2. あり（不快ではない）
　　　　　　3. あり（不快である）
　・悪心　　1. なし
　　　　　　2. あり（経口摂取可能）
　　　　　　3. あり（経口摂取不可能）

○ 増悪因子

1. 夜間
2. 体動
3. 食事（前・後）
4. 排尿・排便
5. 不安・抑うつ
6. その他
　（　　　　　　）

○ 軽快因子

1. 安静
2. 保温
3. 冷却
4. マッサージ
5. その他
　（　　　　　　）

［出典］特定非営利活動法人 日本緩和医療学会緩和医療ガイドライン委員会：がん疼痛の薬物療法に関するガイドライン 2014 年版，金原出版，p.36，2010.

66 | 第3章　認知症の人の「痛み」のアセスメント

が大切です。また、認知機能低下などで痛みを直接的に訴えることが難しい場合は、「痛み行動」の観察によるアセスメントの追加が必要となります（第4章1参照）。

〈Relieving & aggravating factors：痛みの増減の要因を知る〉

6番目は、Relieving & aggravating factors（軽減させたり増悪させる要因）です。何がその人の痛みを軽くしたり、増悪させたりするかを知りましょう（60ページ図1参照）。これはケア方法を考える際の重要な情報となります。例えば、家族がそばにいると不安や孤独感が和らぎ、痛みの訴えが落ち着いてくる認知症の人もいます。痛みの場所を温めたほうがよい人、冷やしたほうが楽な人、それぞれ方法があります。これらの情報を用いることで、その人に合ったケアを検討できるようになります。

〈Emotion：感情（気持ち）を受け止める〉

7番目は、Emotion（感情）です。痛みは、感情（気持ち）や捉え方（認識）に影響されやすいことを受け止めましょう。痛みの心理・社会的側面については14ページでも触れています。痛みの経験は感情によって彩られます。そのことを理解し、全人的なケアにつながるように心がけましょう。

〈Distress：つらさを理解する〉

最後に、Distress（つらさ）です。痛みによる「つらさ（支障）」を理解しましょう。これは、ケアの優先順位を決める際の指標ともなります。認知症の人が、痛みによりどのようなつらさ（支障、苦しみ）にさいなまれているのかを知ることで、その人のADLやQOLの向上をめざすためにどのようなケアが必要なのかを考えることができます。

支障やつらさなどのアセスメントを助けるための尺度にはさまざまなものがあり、それらの尺度の下位項目やその内容についても知っておくと役に立つかもしれません。

例えば、「痛みによる生活への支障」を検討する際は、簡易疼痛評価表（Brief Pain Inventory：BPI）の項目にあるような、①全般的活動、②気分・情緒、③歩行能力、④通常の仕事、⑤対人関係、⑥睡眠、⑦生活を楽しむことなどの多角的な視点が参考になるでしょう[24)、25)]。

また、ローランド・モリス機能障害質問票（Roland-Morris disability questionnaire：RDQ）[26)]は、腰痛による日常生活の機能障害評価のための尺度です。この尺度は、「腰痛のため、大半の時間、家にいる」「腰痛を和らげるた

めに、何回も姿勢を変える」「腰痛のため、短時間しか立たないようにしている」「腰痛のため、椅子からなかなか立ち上がれない」などの24項目からなり、「はい」か「いいえ」で回答します。この24項目は腰痛による日常生活への影響を丁寧にアセスメントするのに参考になります。RDQ日本語版はhttps://www.sf-36.jp/qol/rdq.html で参照することができます。

そのほかにも、痛みに伴う心理状態の評価として、高齢者抑うつ尺度(Geriatric Depression Scale 15：GDS-15)[27]もあります。これは15項目からなる尺度で、「軽度の認知機能障害であれば利用できる」と報告している研究もあります[28]。

大切な「痛みの包括的なアセスメント」

前述したテーラード・ケアは、1人ひとりの認知症の人に合った痛みのケアを提供するための情報収集とアセスメントに役立つものですが、「痛み」のアセスメントとしては、以下のような情報も収集して「包括的なアセスメント」をすることも重要です。
・痛みの性質、日中変動・パターン
・痛みによる日常生活・気分への影響や支障
・原因疾患（または原因として考えられること）
・既往歴や治療歴
・薬物療法の効果・副作用、その他の治療や非薬物療法、民間療法
・痛みへの自己対処（セルフケア）の方法
・痛みに対する信念・文化・経験
・痛みの増悪要因や軽快要因
・痛みの捉え方（認知や知識）など
認知機能の低下などにより認知症の人に直接聞くことができない場合は、家族、介護者からも情報収集する必要があるでしょう。

また、過去の記録（診療録・看護記録・ケア記録など）がある場合は、それらを念入りに調べ、既往歴や過去の出来事（転倒・事故など）を見つけ出すことも重要です。

それまでの治療や薬物療法などの経過は、慢性的な体の痛みのある認知症の人へのケアを考える際に重要な情報となります。薬物療法で取り除ける痛

みの場合は、副作用に注意しながらも、まずはそれを用いて心身共に楽に
なってもらうことができるように支援することが求められるでしょう。

認知機能低下のある人へのアセスメント①
──痛みのアセスメントとの関係

「痛み」は主観的な経験であり、他者にはその強さや性状等の状態がわかり
にくい症状です。そのため、「認知機能低下のある人への痛みのアセスメント
は大きなチャレンジである」とも言えます。

海外のガイドラインや文献によると、認知機能低下のある高齢者の痛みの
アセスメントにおいて、以下のような推奨内容が挙げられています。

・認知機能が正常、または軽度・中程度の認知症高齢者の痛みのアセスメ
　ントとしては、まずは、本人に直接聞いてみる[29]
・軽度から中程度の認知機能障害がある場合は、思い出すことに障害があ
　るため、現在の痛みに関する質問に留めたほうがよい[30]
・集中できる時間に制限があったり、認知機能低下がある高齢者の場合は、
　回答までに十分な時間をかけるとともに、質問を繰り返し伝えることな
　どが必要である。家族や介護者からの情報や事前訪問が必要となること
　もある[31]
・非常に重度な障害のある対象者に痛みを起こすような処置を行う場合は、
　痛み行動の観察によるアセスメントの追加が必要となる[32]

このように認知機能の低下があっても、可能な限り直接本人に尋ねること
が重要です。そして、今、痛みがあるかどうかを尋ねたり、痛みを引き起こ
しやすい処置や動作の際に痛みの有無を尋ねるなど、痛みが起こっているそ
の時の痛みの有無を尋ねることが重要となります。顔なじみになり、信頼関
係ができて、1対1で雑音のない個室でゆっくり時間をかけて伺えば、答え
てくれる人もいるでしょう。

認知機能の低下が軽度から中程度の場合は、痛みの程度（強度）をアセス
メントするために、セルフレポート尺度の使用を検討するとよいでしょう。

3　「痛み」の発見とアセスメント　69

| 表3 | 疼痛行動観察尺度の例 |

尺度名	項目数	特徴
アビー痛みスケール 日本語版[38] (図5参照)	6	・看護師や介護職者のために開発された ・項目数が少なく比較的短時間で測定できる ・痛みの程度を判断するための基準がある
日本語版 DOLOPLUS-2[39]	10	・一定の時間内に観察した患者の行動を得点化する ・痛みが存在していると判断するための目安となる得点(カットオフポイント)が規定されている
コミュニケーションに障害のある高齢者への疼痛アセスメント用チェックリスト日本語版(PACSLAC-J)[40]	60	・項目数が多い ・行動等の有無を観察することにより測定する ・痛みの有無を判断するためのベースとなる得点は、対象者個々の状況によって規定することが推奨されている

しかし、本人による回答が難しい場合は、痛みにより引き起こされる行動を観察することによるアセスメント(観察尺度)が必要となってきます。

認知機能低下のある人へのアセスメント②
──観察尺度の用い方と注意点

認知機能の低下があり、本人からの痛みの訴えがない場合、疼痛行動の観察尺度の利用を検討するとよいでしょう。「痛みにより引き起こされやすい表情や、発語や発声、体の動き、人との交流、行動パターンの変化、心理的変化などの行動を観察することが重要である」と言われており[33]、それらを得点化し、痛みの有無や程度をアセスメントする尺度も複数あります。

日本語版も開発・検証されており(表3)、そのうちの1つである「日本版アビー痛みスケール」は、施設で働く看護師や介護職者による認知症の人の痛みの程度をアセスメントするために開発されました[34]。このスケールは、動作時の痛みを測定するのに優れているといわれており[35]、施設入所者の様子を観察することにより、約1〜3分で測定できます。図5のように「声をあげる」「表情」「ボディランゲージの変化」「行動の変化」「生理学的変化」「身体的変化」の6項目の問いについて、「なし(0点)/軽度(1点)/中程度(2点)/重度(3点)」から1つ選択し、合計点を算出して痛みの程度をアセスメントするための尺度です[36]。ケアの前後や1日のうちにその人の痛みがどのように変化するのかをアセスメントするのに役立つでしょう。なお、こ

70 第3章 認知症の人の「痛み」のアセスメント

図5 日本語版アビー痛みスケール

日本版アビー痛みスケール
言葉で表現することができない認知症の方の疼痛測定のために

スケールの用い方：入所者を観察しながら問1から6に点数をつける

入所者名：_____

スケールに記入した**観察者とその職種**：_____

日付：_____年_____月_____日　　時間：_____

最後の疼痛緩和は_____年_____月_____日_____時に_____を実施した

問1．声をあげる
例：しくしく泣いている，うめき声をあげる，泣きわめいている
0：なし　　1：軽度　　2：中程度　　3：重度

問2．表情
例：緊張して見える，顔をしかめる，苦悶の表情をしている，
おびえて見える
0：なし　　1：軽度　　2：中程度　　3：重度

問3．ボディランゲージの変化
例：落ち着かずそわそわしている，体をゆらす，体の一部をかばう，
体をよける
0：なし　　1：軽度　　2：中程度　　3：重度

問4．行動の変化
例：混乱状態の増強，食事の拒否，通常の状態からの変化
0：なし　　1：軽度　　2：中程度　　3：重度

問5．生理学的変化
例：体温，脈拍または血圧が正常な範囲外，発汗，顔面紅潮または蒼白
0：なし　　1：軽度　　2：中程度　　3：重度

問6．身体的変化
例：皮膚の損傷，圧迫されている局所がある，関節炎，拘縮，傷害の既往
0：なし　　1：軽度　　2：中程度　　3：重度

問1から6の得点を合計し，記入する　　　　　　総合疼痛得点

総合疼痛得点にしるしをつける

0－2	3－7	8-13	14以上
痛みなし	軽度	中程度	重度

最後に疼痛のタイプにしるしをつける

慢性	急性	慢性疼痛の急性増悪

[出典] Takai, Y., Yamamoto-Mitani, N., Chiba, Y., Nishikawa, Y., Hayashi, K. & Sugai, Y.：Abbey Pain Scale：Development and validation of the Japanese version, Geriatrics & Gerontology International, 10（2）, p.145-153, 2010.

3　「痛み」の発見とアセスメント | 71

の尺度を用いる際の注意点としては、認知機能のレベルによって痛みの得点が影響を受けることが挙げられます[37]。

認知機能低下のある人へのアセスメント③
──アセスメントの頻度

入院・入所時や、定期的なアセスメントのとき、認知症の人の状態に変化（行動・日常生活・精神状態などの変化）があったときには「痛みのアセスメント」を行う必要があります。

一方で、海外のガイドラインでは「（痛みが）正しく診断され、適切に治療されるようになったならば、いつまでも痛みの強さや症状に焦点を当て続けるようなことは逆効果となる」とも警告しています[41]。また「治療は機能の向上や機能を補うための方法やプラン、適切な薬物や他の療法の適用に焦点を当てる必要がある」と示唆しています[42]。

痛みのケアや治療が効果を示したら、認知症の人の性格や心理状態、効果や副作用などを総合的に判断し、痛みのアセスメントの頻度を決めるとよいでしょう。

認知症の人の「痛み」に気づくために

「痛み」は認知症の人に多大な悪影響を与える可能性があります。しかし、認知機能の低下や認知症の人自身の痛みに対する考え方などにより、認知症の人がいつでも痛みを訴えてくる、または訴えることができるとは限りません。したがって、看護師をはじめ周りにいる人が、認知症の人の痛みを発見することが重要です。そのためには、認知症の人の痛みの訴え方への影響要因や痛みを引き起こしやすい疾患や病態、痛みに対する知識が必要になります。その上で、認知症の人の痛みの訴えを聞くこと、痛みの訴えがなくとも行動や表情などの観察を通して痛みを発見することが重要なのです。

認知症の人の生活の質向上に向け、痛みを早期に見つけ出し、十分なアセスメントをもとにケアをすることが大切です。

【引用・参考文献】

1）山口晴保：認知症の正しい理解と包括的医療・ケアのポイント（第2版），協同医書出版社，p.63，2010.

2）Kazanowski, M. K. & Laccetti, M. S.：Pain 痛みケアにおける EBM，岡崎寿美子監訳，ブレーン出版，p.1-3. 2005.

3）Takai, Y., Yamamoto-Mitani, N., & Ko, A.：Prevalence of and factors related to pain among elderly Japanese residents in long-term healthcare facilities, Geriatrics & Gerontology International, 14（2），p.481-489, 2014.

4）前掲書3）

5）Takai, Y., Yamamoto-Mitani, N. & Chiba, I.：The process of motivating oneself to resist being controlled by chronic pain：A qualitative study of Japanese older people living in the community, Pain Management Nursing, 18（1），p.42-49, 2017.

6）Takai, Y., Yamamoto-Mitani, N., Fukahori, H., Kobayashi, S. & Chiba, Y.：Nursing ward managers' perceptions of pain prevalence at the aged-care facilities in Japan：A nationwide survey, Pain Management Nursing, 14（3），e59-e66, 2013.

7）Takai, Y., Yamamoto-Mitani, N., Okamoto, Y., Koyama, K., & Honda, A.：Literature review of pain prevalence among older residents of nursing homes, Pain Management Nursing, 11（4），p.209-223, 2010.

8）International Association for the Study of Pain：IASP Taxonomy, https://www.iasp-pain.org/Taxonomy?navItemNumber=576#Pain

9）日本疼痛学会痛みの教育コアカリキュラム編集委員会編集：痛みの集学的診療：痛みの教育コアカリキュラム，真興交易（株）医書出版部，p.56，2016.

10）前掲書9）p.325

11）前掲書9）p.324

12）McCaffery M.：痛みをもつ患者の看護，中西睦子訳，医学書院，p.11，1975.

13）前掲書12）p.12

14）小川節郎：日本人慢性疼痛患者における神経障害性疼痛スクリーニング質問票の開発，ペインクリニック，31，p.1187-1194，2010.

15）Matsubayashi Y, Takeshita K, Sumitani M, Oshima Y, Tonosu J, Kato S, et al.：Validity and reliability of the Japanese version of the painDETECT questionnaire：a multicenter observational study, PLoS One, 8（9）：e68013, 2013.

16）熊澤孝朗監修：痛みのケア―慢性痛，がん性疼痛へのアプローチ，照林社，p.225，2006.

17）Closs S, Barr B, Briggs M, Cash K, Seers K：A comparison of five pain assessment scales for nursing home residents with varying degrees of cognitive impairment. Journal of Pain and Symptom Management, 27（3），p.196-205, 2004.

18）Herr KA, Spratt K, Mobily PR, Richardson G：Pain intensity assessment in older adults：use of experimental pain to compare psychometric properties and usability of selected pain scales with younger adults, Clinical Journal of Pain, 20（4），p.207-219, 2004.

19）前掲書18）

20）Pesonen A, Kauppila T, Tarkkila P, Sutela A, Niinisto L, Rosenberg PH.：Evaluation of easily applicable pain measurement tools for the assessment of pain in demented patients, Acta Anaesthesiol Scand, 53（5），p.657-664, 2009.

21）特定非営利活動法人日本緩和医療学会緩和医療ガイドライン政策委員会：がん疼痛の薬物療法に関するガイドライン2014年版，金原出版株式会社，p.36，2014.

22）前掲書21）

23）小川節郎編：メカニズムから読み解く痛みの臨床テキスト，南江堂，p.101，2015.

24）Keller S, Bann CM, Dodd SL, Schein J, Mendoza TR, Cleeland CS.：Validity of the brief pain inventory for use in documenting the outcomes of patients with noncancer pain, Clin J Pain, 20（5），p.309-318, 2004.

25）Uki J, Mendoza T, Cleeland CS, Nakamura Y, Takeda F.：A brief cancer pain assessment tool in Japanese：the utility of the Japanese Brief Pain Inventory--BPI-J, J Pain Symptom Manage., 16（6），p.364-373, 1998.

26）Suzukamo Y, Fukuhara S, Kikuchi S, Konno S, Roland M, Iwamoto Y, et al.：Validation of the Japanese version of the Roland-Morris Disability Questionnaire, J Orthop Sc, 8（4），p.543-548, 2003.

3 「痛み」の発見とアセスメント 73

27) Sugishita K, Sugishita M, Hemmi I, Asada T, Tanigawa T. : A Validity and Reliability Study of the Japanese Version of the Geriatric Depression Scale 15（GDS-15-J），Clin Gerontol, 40（4），p.233-240, 2017.

28) McGivney SA, Mulvihill M, Taylor B. : Validating the GDS depression screen in the nursing home, J Am Geriatr Soc, 42（5），p.490-492, 1994.

29) AGS Panel on Persistent Pain in Older Persons : The Management of Persistent Pain in Older Persons, Journal of American Geriatrics Society, 50, p.205-224, 2000.

30) 前掲書 29)

31) 前掲書 29)

32) Royal College of Physicians, British Geriatrics Society and British Pain Society : The assessment of pain in older people : national guidelines, Concise guidance to good practice series, No 8. London : RCP, 2007.

33) 前掲書 29)

34) Abbey, J., Piller, N., De Bellis, A., Esterman, A., Parker, D., Giles, L., & Lowcay, B. : The Abbey pain scale : a 1-minute numerical indicator for people with end-stage dementia, International Journal of Palliativet Nursing, 10, p.6-13, 2004.

35) Gibson S, Scherer S, Goucke R. : Australian Pain Society and the Australian Pain Relief Association Pain Management Guidelines for Residential Care, Stage 1 Preliminary field-testing and preparations for implementation. 2004（November）.

36) 前掲書 34)

37) Takai, Y., Yamamoto-Mitani, N., Ko, A., & Heilemann, M. V. : Differences in pain measures by Mini-Mental State Examination scores of residents in aged care facilities : Examining the usability of the Abbey Pain Scale- Japanese version, Pain Management Nursing, 15（1），p.236-245, 2014.

38) 前掲書 34)

39) Ando C & Hishinuma M : Development of the Japanese DOLOPLUS-2 : a pain assessment scale for the elderly with Alzheimer's diseasep, Psychogeriatrics, 10（3），p.131-137, 2010.

40) Takai, Y., Yamamoto-Mitani, N., Suzuki, M., Furuta Y., Sato, A. & Fujimaki, Y. : Developing and validating a Japanese version of the Assessment of Pain in Elderly People with Communication Impairment, Archives of Gerontology and Geriatrics, 57（3），p.403-410, 2013.

41) American College of Occupational and Environmental Medicine. Chronic pain. In : Occupational medicine practice guidelines : evaluation and management of common health problems and functional recovery in workers. Elk Grove Village（IL）: American College of Occupational and Environmental Medicine（ACOEM）; p.73-502, 2008.

42) 前掲書 41)

第 **4** 章

認知症の人の
「痛み」に関する治療

1 認知症の人における治療マネジメントと
「痛み」の行動心理対応
2 認知症の人の「痛み」に対する
薬物治療の考え方

4-1

認知症の人における治療マネジメントと「痛み」の行動心理対応

国立研究開発法人 国立長寿医療研究センター 精神科 部長　服部 英幸　Hideyuki Hattori

A 認知症の人における治療マネジメント

軽視されている認知症の「痛み」

　痛みは体温・脈拍・呼吸・血圧などのバイタルサインの1つとして重視されるべきものですが、現状ではまだそれほどの注目を集めていません[1]。「痛みのマネジメント」というと、がん疼痛緩和が中心になることが多いのですが、認知症とがんは共に増加傾向にあり[2]、「認知症における痛みのマネジメント」はますます重要となっています。

　認知症の痛みは、褥瘡や関節痛などの身体合併症に伴って高率に発生します。特に体位交換・着替え・車いす移乗介助など介護介入時に痛みが生じている可能性が高いと考えられます[3]。痛みのコントロールは、原則的には認知症でない例と同じですが、認知症の治療・介護に当たる介護者やスタッフが、認知症の本人の疼痛の苦しみやについて認識していなかったり[4]、不慣れなことが多かったりして、十分な疼痛管理ができていません。これは認知症をめぐる多職種連携の課題の1つとして考慮されるべき問題です。

マネジメントの基礎となる「痛みの機序」

　「痛み」とは「実際の組織損傷や潜在的な組織損傷に伴う、あるいはそのよ

うな損傷の際の言葉として表現される、不快な感覚かつ情動体験」です[2]。私たちが体験する痛みのほとんどは何らかの刺激が体表面や体内の受容器で感知され、求心性神経を通して中枢神経系に伝達されることで成立しています。しかし、このような「侵害受容性疼痛」以外の痛み体験もあります。神経障害性疼痛や心因性疼痛がそれに当たります。痛みは侵害受容での入力に加えて、痛みを感じる個人の感情、過去の体験、認知の状態などの要素で構成され、複雑な構造をもった体験であるといえます。痛みが単純な神経反射ではなく、より複雑な「体験」であると理解することが、マネジメントを考えるに当たって重要になります[5]。

　認知機能の低下により、自身の状態を正確に表現することができないことの多い認知症の人の痛み体験を把握することは困難です。これまでの研究によると、認知症の人においても軽度から中等度のレベルでは、認知機能の低下していない例と同じように自分の苦痛を表現できる可能性が高いのですが[3]、重度の認知症では、本人の認知機能低下とともに、言語による意思疎通が極めて困難であることから痛みの評価が難しくなります。特に言語による意思疎通が困難になる高度認知症においては、「痛み」への配慮が必要となります。

　痛み体験は、認知症の原因疾患による違いもあります[6]。「アルツハイマー型認知症」では頭頂葉や青斑核の障害が進むため、痛覚の減弱が起こりやすいと考えられます。「血管性認知症」では白質障害のため、求心路遮断性疼痛が起きやすいと推測され、痛み体験の閾値は低くなっている可能性があります。そして、「前頭側頭型認知症」では痛みに敏感になることがあるという報告があります[6]。

認知症の人の「痛み」への介入

　痛みへの治療・ケアを行うためには痛みの存在への気づき、痛みの強さと種類、その原因等への適切なアセスメントが必須であり、それらの十分な評価を行うことで有効な介入が可能となります[7]。そのため、本人・家族、他のスタッフへの認知症の人の痛みへの気づきを高めるような指導（表1）を行っていく必要があります[2]。

　また、言語による表出が難しい認知症の人の痛みを評価するスケールがい

表1	本人・家族、他のスタッフに指導するポイント

- 「認知症があるから判断力がない」と決めつけない
- 痛みに関する質問は「開かれた質問」が基本だが、あえて「閉じられた質問」で聞くことも選択肢として考える
  （例：疼痛がありそうなら「痛いですか？」ではなく「痛いですよね？」と質問する）
- 痛み行動のほか、ADL（活気の低下・食欲の低下・体動減少・夜間不眠・苦悶様顔貌など）に注意して報告するように指導する
- 継続的な痛みの記録を残すことの重要性を説明し、痛みの記録を残すよう指導する
- 状況に応じて適宜、アセスメントツールを活用する

[出典] 村上敏史：在宅認知症患者におけるがん疼痛のマネジメント，薬局，68（5），p.119-123，2017.

くつか提唱されており、それらの利用も積極的に行います。評価スケールの詳細は第3章を参考にしてください。

　痛みの評価ができたところで、介入プランを考えることになります。認知症の痛みへの介入には「行動心理対応」と「薬物療法」があり、連動させながらマネジメントしていくことが望まれます。

● 痛みの「行動心理対応」

　ペインコントロールにおいては、生物学的背景や精神症状に対して薬物療法的介入とともに非薬物的介入が実施されます。リハビリテーション治療は非薬物的介入の1つであり、「疼痛に対する生物物理学的治療」という側面が強いのが特徴でしょう。それらは温熱電気療法などの物理療法と筋力訓練などの運動療法からなります。運動療法を行うと疼痛部分への局所的作用のみならず、脳内のドパミン系回路に影響して中枢性の鎮痛効果があります[8]。

　一方で、痛みを持つ人へのケアを通して不安・焦燥を軽減することで痛みを和らげることも重要な行動心理対応といえます。このことは認知症の痛みに対する介入において特に配慮されるべきです。

　認知症介護を困難にする大きな要素であるBPSDの出現には「痛み」が大きく関わっており、痛みへの介入はBPSDの軽減にもつながるからです。それゆえ、認知症の痛みに対するケアは「BPSDケアとの連動」で研究されていることが多く、「リフレクソロジー」「認知行動療法」「パーソンセンタードケア」に基づいたケアなどが提唱されています。

　しかし、これらの非薬物的対応の効果を上げるには、認知症の人自身に痛みへの対応を求める能力が失われていること、ケアスタッフや家族が痛みに気づかないことが大きな壁になっています。そのため、繰り返しになります

78　第4章　認知症の人の「痛み」に関する治療

が、認知症の人の痛みへの気づき能力の向上が、マネジメントにとって重要であるといえます[7]。

痛みの薬物療法

侵襲的な痛みを直接的に素早く除去することができる薬物療法は、痛みのマネジメントに欠かせない要素です。認知症の人の多くは高齢者であり、加齢とともに認知症になる人も増加します。したがって、マネジメントは認知症高齢者の身体特性を踏まえた上で行われる必要があります。

薬物療法は非薬物的対応と連動させること、多剤併用にならないようにすること、漫然と投与しないことなどが原則となります。認知症本人や介護者が、状態に応じて対応できるようにするためには経口薬を用いることが望まれます[5]。Sandvik らはアセトアミノフェンは中等度から高度の認知症の痛みを軽減し、ADL を改善させることを比較的厳密な方法で検証しました[9]。

薬物療法の詳細は次節（第 4 章 2）を参考にしてほしいのですが、系統的・段階的な治療方法として世界保健機関（WHO）の除痛ラダー（図 1）が参考になります[5]。各段階において、十分な量の鎮痛薬投与を行うことが推奨されていますが、認知症においては疼痛除去のための投薬量が、認知機能低下のない例に比して有意に少なく、十分な治療が行われていない可能性が指摘されています[10]。認知症患者の訴えがすべて BPSD であると判断し、精神症状軽減のみを目的とする治療が行われてしまうことがあると思われます[5]。また、医師の立場とすれば、認知症高齢者は薬物の副作用が出やすく、薬物療法の効果があるとわかっていても、十分量を投与できない場合もあるでしょう[10]。

疼痛除去の補助鎮痛薬として、抗うつ剤が使用されることがあります。抗うつ薬には、以前からある三環系抗うつ薬と新規の選択的セロトニン再取り込み阻害薬（SSRI）やセロトニン・ノルアドレナリン再取り込み阻害薬（SNRI）などがあります。三環系抗うつ薬は副作用が強く、高齢者ではあまり推奨されません。そのため、SSRI や SNRI が用いられることが多いのですが、これらにもふらつきや循環器系への影響があり、慎重な投与が求められます[6]。

痛みに対する薬物療法が奏功しない事例への代替治療についてはまだ確立したものがなく、これからの課題です[11]。認知症以外の例では、心理的な要素が強く、身体的な裏づけのない痛みに対して鎮痛剤の過量投与を防ぐ意味

図1 WHO除痛ラダー

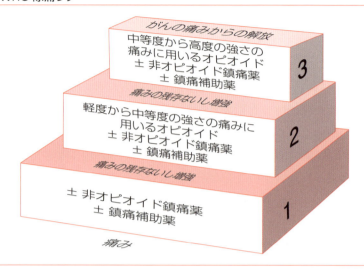

[出典] 全国訪問看護事業協会編：訪問看護が支える がんの在宅ターミナルケア、日本看護協会出版会、p.126、2015.

合いも含めてプラセボ薬が使われることがあります。しかし、アルツハイマー型認知症では、前頭前野の機能低下の影響で疼痛治療における「プラセボ効果」が乏しい[5]とされており、安易なプラセボ使用は望ましくありません。非薬物的対応との連動を考慮していくことが重要です。

「痛み」と関連して出現するBPSD

　認知症の人にみられる焦燥、抑うつ、落ち着きのなさなどのBPSDは対処が難しく、介護を困難にする最大の原因です。BPSDが出現する要因には、背景疾患による脳機能の低下など介入困難な要因もある中で、改善可能な要因もあります。その1つが「痛みへの対応」です。

　BPSDは痛みと関連して出現することがあることは十分に配慮されるべきです[1]。総合病院での前向き研究では認知症の痛みはBPSDとしての攻撃性や不安と強い相関を示しました[12]。

　一方で、痛みの軽減を通してBPSDである焦燥を改善できるとする報告[13]や、痛みへの適切な対応によりBPSDが軽減するという報告もあります[14],[7]。非薬物的対応については後述する「B 痛みの行動心理対応」を参考にしてく

ださい。薬物療法では、認知症高齢者の痛みに対して、鎮痛薬であるアセトアミノフェンやオピオイドなどの薬物治療が BPSD 軽減に有効であったとする研究があります[7]。

　BPSD への対応を考える際に、その背景に痛みがないかどうかの評価は重要です。単純に心因性と誤って評価すると、向精神薬などの誤処方につながります。そのため痛みがあるかどうかについて注意深く観察する必要があり、適切な対処によって他の BPSD の症状軽減にもつなげることができます[7]。

B 痛みの行動心理対応

　痛みは外部からの物理的・化学的侵襲や炎症などの疾患による刺激が、痛み受容器を介して中枢神経に到達する反射という生物学的基盤がある一方、痛みの感じ方や強さについては心理的要素や個人の体験も関与します。

　痛みの構成要素は、痛みを感じる個人の感情、過去の体験、認知の状態などの要素で構成され、複雑な構造をもった体験であるといえます[5]。認知症の痛みへの対処には薬物療法のみでは不十分であり、個人の心理、置かれた環境、体験の歴史的要素を理解すること[15]と共に、行動心理対応を含めた非薬物的対応が重要です。ここではケアという面から認知症の痛みに対する行動心理対応を述べます。

行動心理対応のさまざまな手法

　Pieper は認知症の人の痛みへの対応が BPSD にも効果があることの研究を総括しています[7]。それによると、「BPSD 改善を目的とする疼痛管理」「疼痛緩和を目的とする行動心理療法」「痛みと BPSD の両方に効果が期待できる介入方法」に整理されています。以下、Pieper の総説に準じながら、他の文献を付け加える形で「痛みの行動心理対応」を概観します。

　認知症の人の痛みだけを対象とした行動心理的介入研究はあまり多くありません。数例を挙げてみると、まず音楽を使った研究として、Park は在宅療養の高齢者の痛みに対して、本人が好む音楽を週 2 回 30 分ずつのペースで

4-1　認知症の人における治療マネジメントと「痛み」の行動心理対応　81

| 表2 | 認知症の痛みと BPSD を改善する行動心理対応例 |

- 介護者、本人への教育により、痛みへの気づきを早める
- 生活リズムの見直し（活動の合間の休憩を長くとる）
- 楽しいイベントへの参加を促す
- リラックスのための呼吸法（深呼吸）
- 好きな音楽を聴かせる
- リフレクソロジー
- ロッキングチェア療法
- 認知行動療法
- マインドフルネス
- パーソンセンタードケアと薬物療法の複合療法（STI）

聴取させたところ、疼痛が軽減したことを報告しています。しかしこの研究は、認知症の重症度、介入中の薬物療法については統一されておらず、十分な検証結果とはいいがたいものです[16]。

小杉は精神療法の一種であるマインドフルネスが高齢者の慢性疼痛に効果があると報告しています[17]。

中楚らは高齢者の痛みに対して認知行動療法が効果的であるかどうかをメタアナリシス解析しました[18]。認知行動療法は、言語表現能力が低下し、疎通性が乏しくなっている重度認知症では非薬物対応としての効果が乏しいという意見もありますが[19]、認知機能が比較的保たれている軽度の段階では試みていい方法であると思います。

そして、まだ発展段階ではありますが、タクティールケアを認知症の疼痛緩和に応用することが効果的である可能性を指摘する報告もあります[20]。

これらの多くの研究は、認知症の人の痛みがBPSDと関連するという経験や研究結果に基づいて、両方への効果を検証しています（表2）。リフレクソロジー[7]や深呼吸[12]、ロッキングチェアに座らせること[21]などによりリラックスさせることが疼痛緩和とBPSD軽減につながります。また、デイサービスなどで行われるさまざまなイベント、レクリエーションなどの活動への参加を促すことも、痛みとBPSD軽減に効果が期待できます[12]。

行動心理対応を先行させる「痛み」の段階的介入方法 STI

一方、認知症の疼痛とBPSD軽減に対して、薬物療法と行動心理対応との組み合わせによる治療法を推奨する報告があります。この報告では、疼痛に対する評価ツールを活用して段階的に複合的介入方法を用いる（stepwise protocol）ことが有用であるとしています[19]。その1つとして、重度認知症の人の痛みや不快感に対して、身体と精神状態の評価を繰り返しながら非薬

物的対応、環境調整、鎮痛剤の使用などを段階的に実施する「段階的介入方法（Serial Trial Intervention：STI）」があります。

　介入方法は5段階に設定されています。「第1段階」は疼痛、感染症罹患など身体状態の評価とそれに基づく身体治療などの介入です。それが有効でないと「第2段階」の気分、精神状態の評価とそれに基づく環境調整に進みます。そして、「第3段階」では、視覚・聴覚補助具を使用した運動療法・音楽療法などの非薬物的対応を実施します。それでも不十分な場合に「第4段階」の鎮痛剤を用いた薬物治療、「第5段階」の向精神薬治療へと段階的に介入方法を進めていきます。Kovachらは、このSTIが有効であることをランダム化比較試験で検証しました[22]。

　最後に、もう1つ重要な介入方法を指摘しておきます。それは、個々の症例における痛みの原因・背景や軽減方法について、介護者・スタッフの理解を促すことです[12]。これは、転院などの地域連携にも関連することであり、認知症の人の痛みの有無や言語化されない痛みの表現方法（その中にはBPSDも含まれる）について、転院先と情報を共有し、対処方法について詳細に連絡することが望まれます。

【引用・参考文献】

1）鈴木みずえ：認知症の人の痛みの考え方とケア，おはよう21，26（13），p.64-67, 2015.

2）村上敏史：在宅認知症患者におけるがん疼痛のマネジメント，薬局，68（5），p.2305-2309, 2017.

3）小川朝生：認知症における身体症状評価の原則 in 認知症の緩和ケア，武田雅俊監修，小川朝生，篠崎和弘編　Ed. Victor Pace, Adrian Treloar, Sharon Scott, 新興医学出版社，p.117-138, 2015.

4）宮村季浩：認知症の人の生活上の困難さについての認知症の人と家族介護者の認識の違い，日本公衆衛生雑誌，63（4），p.202-208, 2016.

5）松本禎久：高度認知症における痛みと痛みのコントロール in 認知症の緩和ケア，武田雅俊監修，小川朝生，篠崎和弘編　Ed. Victor Pace, Adrian Treloar, Sharon Scott, 新興医学出版社，p.139-191, 2015.

6）丹羽真一，國井泰人，川勝忍，小林直人：認知症患者の痛みの管理（誌上シンポジウム　認知症の痛み），臨床整形外科，52（7），p.625-630, 2017.

7）Pieper MJ, van Dalen-Kok AH, Francke AL, van der Steen JT, Scherder EJ, Husebo BS, Achterberg WP.：Interventions targeting pain or behaviour in dementia：a systematic review, Ageing Res Rev. p.1042-55, 2013.

8）山下敏彦：高齢者の慢性痛とその対策，Advances in Aging and Health Research 2015, p.35-40, 2016.

9）Sandvik RK, Selbaek G, Seifert R, Aarsland D, Ballard C, Corbett A, Husebo BS.：Impact of a stepwise protocol for treating pain on pain intensity in nursing home patients with dementia：a cluster randomized trial., Eur J Pain, 18, p.1490-1500, 2014.

10）McAuliffe L, Brown D, Fetherstonhaugh D.：Pain and dementia：an overview of the literature., Int J Older People Nurs. 7, p.219-26, 2012.

11）Corbett A, Husebo BS, Achterberg WP, Aarsland D, Erdal A, Flo E.：The importance of pain management in older people with dementia., Br Med Bull, 111, p.139-48, 2014.

12）Sampson EL, White N, Lord K, Leurent B, Vickerstaff V, Scott S, Jones L.：Pain, agitation, and behavioural problems in people with dementia admitted to general hospital wards：a longitudinal cohort study, Pain, 156（4），p.675-83, 2015.

13）Bradford A, Shrestha S, Snow AL, Stanley MA, Wilson N, Hersch G, Kunik ME.：Managing pain to prevent aggression in people with dementia：a nonpharmacologic intervention., Am J Alzheimers Dis Other Demen, 27（1），p.41-7, 2012.

14）Husebo BS, Ballard C, Cohen-Mansfield J, Seifert R, Aarsland D.：The response of agitated behavior to pain management in persons with dementia, Am J Geriatr Psychiatry, 22, p.708-17, 2014.

15）アーサー・クラインマン著，江口重幸，五木田紳，上野豪志訳：病いの語り―慢性の病いをめぐる臨床人類学，誠信書房，p.223-245，東京，1996.

16）Park H.：Effect of music on pain for home-dwelling persons with dementia., Pain Manag Nurs, 11（3），p.141-7, 2010.

17）小杉哲平：高齢者とマインドフルネス，精神科，28（5），p.379-383，2016.

18）中楚友一朗，柴田愛，石井香織，中村菜々子，松永美希，岡浩一朗：慢性膝痛の自己管理介入への認知行動療法の応用，日本老年医学会雑誌，51，p.401-410，2014.

19）Flo E, Gulla C, Husebo BS：Effective pain management in patients with dementia：benefits beyond pain, Drugs Aging, 31（12），p.863-71, 2014.

20）市原綾子：認知症ケアにおけるタクティールケアの意義と展開，コミュニティケア，16（13），p.29-34, 2014.

21）Watson NM, Wells TJ, Cox C.,：Rocking chair therapy for dementia patients：Its effect on psychosocial well-being and balance, American Journal of Alzheimer's Disease and other Dementias, 13, p.296-308, 1998.

22）Kovach CR, Logan BR, Noonan PE, Schlidt AM, Smerz J, Simpson M, Wells T.：Effects of the Serial Trial Intervention on discomfort and behavior of nursing home residents with dementia, Am J Alzheimers Dis Other Demen, 21, p.147-55, 2006.

4-2

認知症の人の「痛み」に対する薬物治療の考え方

医療法人香流会 紘仁病院精神科 **福田 耕嗣** Koji Fukuda

A 薬物治療と鎮痛薬の選択

　痛みへの薬物治療の原則は、認知症であってもなくても変わりはありません。認知症でない人への治療経験がある人なら、使用する薬物やその適応について、ここで新たに学ぶことはありません。しかし、この「認知症でない人と変わりなく」が、とても難しいのです。本稿では、難しくなってしまう理由を詳解し、その対処法を述べていきます。

　なお、ここでは具体的な薬剤名やその症状別の使い方については表記しません。その理由は、本書の読者の大半は処方権を持つ医師ではないと推測されること、本書が治療マニュアルのような使われ方を目的としていないこと、および前述の通り薬物治療の原則は認知症でない人と同じだからです。薬物治療について深く学びたい方に関しては、末尾に文献を挙げておきますので、参照してください。

認知症の人に鎮痛剤を選択する際に何が問題となるのか？

　表1に「認知症の人に鎮痛剤を選択する際の問題点」を4つ列挙しました。以下、順に解説します。

● **進行した認知症の人は、痛みをうまく伝えられない**

　本来、痛みというのは主観的症状です。例えば、大腿骨頸部骨折で同じところが同じように折れていても、痛みの訴え方は人それぞれです。痛みに強

表1	認知症の人に鎮痛剤を選択する際の問題点

1 進行した認知症の人は、痛みをうまく伝えられない
2 認知症の人の痛みの訴え（主観的症状）と、医療者の看る状態（客観的所見）が大きく乖離している
　ことがある。場合によっては相反することさえある
3 鎮痛剤の有害事象が出ても、わかりにくいことがある
4 効果が出ているのかいないのか、わかりにくいことがある

い人もいれば敏感な人もいます。レントゲンで骨折の状態を診ることはできても、痛みの強さや程度まで看ることはできません。

　認知症の人でも、まだ初期段階にあったり、程度が軽症である場合、自ら感じている痛みを訴えることができます。問題は進行した人の場合です。うまく痛みを訴えられないので、進行した認知症の人の痛みの発見は遅れがちになります。認知症の人への鎮痛剤使用量は、同年代の認知症ではない人に比べて少ないと報告されています[1]。

　まずは認知症の人が訴えている通りの痛みが存在すると考えましょう。そして、痛みの内容や程度を何度か確認してください。たいていの場合、主観的症状と客観的所見は一致するはずです。痛みの訴えを見落とさない、聞き逃さないことが肝要です。

　認知症の重症度については、日常生活の中での観察や看護を通じて判断することに加え、Clinical Dementia Rating（CDR）[2]や Functional Assessment Staging of Alzheimer Disease（FAST）[3]といった評価尺度を参考にするのもよい方法です。

● 認知症の人の痛みの訴えと、医療者の看る状態が大きく乖離していることがある。場合によっては相反することさえある

　では、進行した認知症の人についてはどうしたらいいでしょうか？　進行した認知症の人は、主観的な訴えが苦手です。そのため本来、主観的な症状である痛みを「客観的手段によって評価しなければならない」という困難に当たります。いかに困難であるかは、認知症の人の痛みを評価するための尺度が多々存在することからも明らかです。無数に存在する評価尺度の中でも、いまだにゴールデンスタンダードと言われるものは存在しません[4]。

　表2を参照してください。痛みの所見があって「痛い」と訴えてくる人（Aの場合）もあれば、訴えない人（B）もいます。反対に痛みの所見が全くないのに「痛い」と訴えてくる人もいます（C）。AやDの場合は主観と客観が

86 第4章 認知症の人の「痛み」に関する治療

表2 痛みに関する主観的な訴えと客観的な所見

	主観的痛みの訴えあり	主観的痛みの訴えなし
客観的な痛み所見あり	A	B
客観的な痛み所見なし	C	D

一致しているので、一見すると問題となることはないように思えますが、見落としや聞き逃しに注意が必要です。筆者は認知症の入院患者に関しては、問診中に痛みの有無を随所で確認するようにしています。

　医療や看護の上で大きな問題になりがちなのは、BやCの場合です。前述した大腿骨頸部骨折の例で言えば、明らかに骨折しているにもかかわらず、痛みを訴えずに歩いてしまう人がいます（Bの場合）。医療上、大変な問題となります。また反対に、痛みの客観所見がないにもかかわらず、常時痛みを訴える人もいます（Cの場合）。こういった訴えは、看護上の対応が迫られることが多いでしょう。

　Bの場合は客観的な所見があるので、医学的に問題となっても解決方法は認知症でない人と同じですから、かえって対応自体は特別な技術を要さないと思われます。しかし、Cの場合は心因性疼痛など、そもそも客観的医学所見が得られないこともあり、医療者側の技能や経験が試される場面となります。心因性疼痛の場合、通常の鎮痛剤は無効なことが多いため、その心因を読み解く必要があります。薬物治療が必要と考えられる場合には、いわゆる一般的な鎮痛剤ではなく、鎮痛作用を持つ抗うつ薬（三環系抗うつ薬）や抗てんかん薬が有効なことがあります。

◉ 鎮痛剤の有害事象が出ても、わかりにくいことがある

　進行した認知症の人は、薬の副作用が出ても、それをうまく表現できないことがあります。例えば、選択的セロトニン再取り込み阻害薬（SSRI）という抗うつ薬には、吐き気や嘔吐といった副作用が認められることがあります。筆者が体験した実例としては、SSRI服用中の患者が突然、噴水様の嘔吐をしたことがあります。通常吐くほど気持ち悪ければ「気持ちが悪い」と訴えるはずですが、訴えがないため「副作用は出ていない」と思い込んでいました。鎮痛剤でいえば、オピオイド系薬剤で同様のことが起こりえます。

　このようなことを起こさないためには、最低限、処方された鎮痛剤の副作

4-2　認知症の人の「痛み」に対する薬物治療の考え方　87

表3	鎮痛剤を選択する際の看かた

1 急性の痛みか、慢性の痛みか?
2 痛みの原因（経路）はどこにあるか?

用を熟知している必要があります。そして上記の通り、ただ知っているだけでは副作用の問題は防げません。「進行した認知症の人からの副作用の訴えはないもの」と仮定して、常時その可能性に配慮した医療や看護を行う必要があります。

● 効果が出ているのかいないのか、わかりにくいことがある

そもそも「自覚的な症状の訴えが苦手」ということを裏返してみると、痛みがなくなっても、それを上手に表現することも苦手ということになります。何をもって痛みが緩和されていると判断するか、難しいところです。

痛みを広く解釈して、生活全般における苦痛と考えると、少しヒントが見えてくるかもしれません。直接的に「痛い」と言うだけでなく、「理由もなく（ないようにみえるだけですが）イライラしている」「いつもつまらなそうにしている」「些細なことで涙を流す」「表情をみると眉間に皺を寄せている」など、苦痛の存在を想起させる状態が鎮痛剤服用後に緩和されているかどうか観察することも、痛みの評価に役立ちます。

前述しましたが、進行した認知症の人の痛みを評価するゴールデンスタンダードはありません。しかし、それでも「有用性が高い」と言われる尺度はあります[4]（第3章も参照）。そういった尺度には、認知症の人の痛みの有無を看るための観察ポイントが示されています。評価尺度をつけるということは、その評価結果にのみ意味があるのではなく、観察ポイントを見逃さずに看ることに真の重要性があるのです。

鎮痛剤選択のための2つのポイント

表3に「鎮痛剤を選択する際の看かた」を挙げました。それぞれみていきましょう。

● 急性の痛みか、慢性の痛みか?

「急性の痛み」は医療者側にもわかりやすいことが多く、あまり悩むことは

ないでしょう。一方で「慢性の痛み」に関しては、認知症の有無にかかわらず、原因の特定が難しいことがあります。

特に認知症の人の場合は、時間的な因果関係が理解できなくなっているため、慢性疼痛の場合は原因が特定できないことも多々見受けられます。そういった際には高齢者の痛みの疫学を参考に考えてみるのも方法です。

一般的に、「高齢者では関節炎・腰痛・関節拘縮・筋痙攣など、筋骨格系（整形外科的）疾患が多い」と報告されています[1]。まずは、そのあたりから観察してみましょう。

● 痛みの原因（経路）はどこにあるか？

痛みの経路は大きく分けて4通りあります。皮膚（表在体性痛）、関節や筋肉・骨（深在体性痛）、内臓器官（内臓痛）および痛みの経路である神経（神経障害痛）です。

認知症でない人の場合、痛みの経路がどこに属するのか判別に悩むことは通常ありませんが、進行した認知症の人の場合、主観的訴えが困難なため医療者側が判断しなければならないことが多々あります。経路ごとに鎮痛剤の選択は異なるため、常に「痛みの原因（経路）がどこにあるか」を念頭に、患者の状態を観察する姿勢が求められます。

B 緩和医療における認知症の人の「痛み」のマネジメント

緩和ケアとは、「生命を脅かす疾患による問題に直面する患者とその家族に対して、痛みやその他の身体的・心理的・社会的な問題、さらにスピリチュアルな問題を早期に発見し、的確な評価と処置を行うことによって、苦痛を予防し和らげることでQOLを改善する行為」と定義されます。

ここでは「生命を脅かす疾患」として、がんを扱いますが、初期から明らかな客観的症状が出ない限り、認知症の人において早期発見は困難と言わざるを得ません。そのため、本稿では「的確な評価と処置」について考えていきたいと思います。なお、オピオイドの使用や緩和ケアについて深く学びたい人に関しては、末尾に文献を挙げているので、ご参照ください。

表4	がんの痛みの分類
痛みの経路による分類	・体性痛（表在体性痛・深在体性痛） ・内臓痛 ・神経障害痛
痛みのパターンによる分類	・持続痛 ・突出痛
痛みの性質による分類	・がんによる痛み ・がん治療による痛み ・上記と直接関係のない痛み

「痛み」の評価と対応
──オピオイドを含めた処置・管理

　痛みは主観的症状なのですが、上述の通り認知症（特に進行した）の人は痛みをうまく伝えられないため、医療者側が客観的に評価せざるを得ません。表4にがんに関する痛みの分類を挙げます。問診・視診・触診から大まかな全身状態や意思を把握し、痛みの原因を推測します。そして痛みが生活の質（QOL）に影響を与えているかを評価します。

　前述したように、現在、認知症の人の痛み評価にゴールデンスタンダードはないのですが、「Support Team Assessment Schedule 日本語版（STAS-J)」[5]などの尺度を用いるのも1つの方法です。正しく評価できれば、痛みへの対応そのものは認知症でない人と同じです。

◉ 目標設定（意思決定支援）

　がんの痛みをコントロールする場合、痛みを完全になくすことを目標にするのは現実的ではありません。実現可能な対応（除痛）方法を選択することが、現実的な苦痛緩和に結びつきます。

　その際に重要になってくるのが、「患者（認知症の人）本人の意思」「家族の意向」および「医学的判断」です。この3本柱を組み合わせながら方針を決定していきます。ところが進行した認知症の人の場合、本来的には最優先されるべき「本人の意思」が確認できないことが多々あります。そのため本人不在のまま家族と医療者だけで方針を決定するという、緩和ケア本来の目的とはやや矛盾する方策がとられることもあります。

　現時点では、進行した認知症の人が抱く本当の意思を確実に知る方法はあ

りません。しかしながら、ある程度推測することはできます。それは本人の現在の状況だけを見るのではなく、過去と未来にも目を向けることです。

過去とは、例えば認知症を発症する前に、医学的治療を受けることや死に

表5	鎮痛剤使用の5原則

1　経口的に
2　時刻を決めて正しく
3　除痛ラダーに沿って効力順に
4　患者ごとの個別の量で
5　その上で細かい配慮を

ついて、本人が話していたことはないでしょうか？　生活史を振り返ることで、「もし認知症に罹っていなかったら、こんな決断をしたかもしれない」というヒントが見つかることがあります。

そして、未来に目を向けるという意味は、今後どうなることが本人にとって最善かを考えることです。治療方針にもさまざまな選択肢が存在します。もし認知症を発症していなかったら、本人はどんな方針を選択したのだろうと考えることです。認知症の人は見当識障害という症状から、過去から現在、そして未来という時間の流れで生きていません。「現在だけが存在する状態にある」と言われます。そのため日によって時間によって言うことが変わってしまうことがあります。しかし、それだからこそ、目の前にいる認知症の人の表情・態度・口調は、まさに今、現時点での思いを表出している可能性があり、それを捉える努力も大切です。

● 疼痛コントロールの原則

痛みの治療には、放射線治療や神経ブロックといった非薬物治療も行われますが、主体は鎮痛剤になります。鎮痛剤は「WHO 三段階除痛ラダー」（80ページ図1）と「鎮痛剤使用の5原則」（表5）に沿って使用することが推奨されています。詳細については、日本緩和医療学会緩和医療ガイドライン作成委員会編『がん疼痛の薬物治療に関するガイドライン 2014 年版』（金原出版）を参照してください。ここでは認知症の人について使用する際の留意点のみ記載します。

「除痛ラダー」を用いる際には、各段階において十分量の鎮痛剤を投与し、それでも効果がない場合、次の段階に変更することになっています。前述しましたが、認知症の人は病状をうまく伝えるのが苦手なため、鎮痛剤の効果があるのかないのか、判断に悩むことがあります。したがって、その効果判定には、より一層の慎重さが求められます。効果判定に悩む際、筆者自身は複数のスタッフ、それも可能な限り多種職と相談しながら決定しています。

4-2　認知症の人の「痛み」に対する薬物治療の考え方　91

表6 代表的なオピオイドの副作用

・吐き気、嘔吐
・便秘
・眠気
・せん妄

常に身近に居る家族の意見が参考になることもあります。

「5原則」では経口投与を基本としていますが、認知症の人の中には鎮痛剤を服用することと痛みが緩和されることの因果関係が理解できず、服薬を拒否される人がいます。筆者の経験上、服薬拒否される人に関しては、代替として座薬や注射剤を用いるよりも、貼付剤のほうが抵抗なく受け入れてくれる印象があります。

◉ **オピオイドによる副作用**

オピオイドによる代表的な副作用を表6にまとめました。これも前述しましたが、認知症の人は副作用が出てもうまく表現できないことがあります。嘔吐、傾眠およびせん妄といった客観的に判断しやすい症状があれば医療者側が気づきますが、吐気や便秘については本人が訴えてこなければわかりません。「訴えがないから副作用が出ていない」と考えるのではなく、常に副作用が出ているかどうか、注意して観察することが肝要です。

C ケーススタディで振り返る

最後に、「利き腕を骨折したにもかかわらず、骨折したことを忘れ、一切痛みを訴えなかった」認知症の人のケースを提示して本稿を終えます。

[Aさん/88歳/女性/アルツハイマー型認知症]
【初診時主訴】 暴言・暴力・大声・介護抵抗（BPSD）および認知機能障害
【既往歴・合併症】 高血圧症、右橈骨および尺骨遠位端骨折
【生活歴】 4人同胞第3子として出生。高校卒業後、法務局に就職し、定年まで勤めた。婚姻歴はなく単身生活者のため従兄弟が必要時に関与していた。
【現病歴】

X-2年、従兄弟がAさんの物盗られ妄想の存在に気づいた。認知症が疑われたが、本人が受診を拒否するため診断は未確定だった。心配した従兄弟が

92 ┃ 第4章　認知症の人の「痛み」に関する治療

デイサービスとヘルパーを導入したが、デイサービスは本人が拒否した。

X 年 8 月下旬、転倒し右腕を骨折。B 病院整形外科に受診したが、本人は受診事由がわからず、診療を激しく拒否した。本来なら観血的治療を行うべき状態だったが、医療者に対する暴言・暴力が著しく、止むを得ずギプス固定となった。

利き手が骨折したため単身生活を維持できなくなり、有料老人ホーム入所となったものの、入所初日より「施設が気に入らない」などと大声での暴言が続くため、入所から 3 日目に退所、C 病院に入院となった。しかし C 病院でも入院当日から大声での暴言が認められ、また帰宅願望も強くなり、殴る・蹴る・噛み付くといった粗暴行為がエスカレートした。C 病院は 1 週間で対応不能となり、入院目的で当院が紹介された。

【初診時診察】

X 年 9 月上旬、当院を初診。A さんは意識清明であり、せん妄の可能性はないと判断した。骨折した事実も忘れており、ギプス固定されている自分の腕を見て「なんでこんなもの巻かれているの！」と大きな怒声を上げていた。認知機能障害および易怒性は顕著であった。

【治療方針・経過】

認知機能障害に加え、利き手の受傷もあるため、「A さんが今後も単身生活を続けることは困難」と判断し、介護施設への入所を目標に BPSD 加療を行うことにした。

A さんは、当院入院後も粗暴行為は顕著であり、医師や看護師の白衣につかみかかり、破けるまで離さなかった。またギプスを武器として振り回し殴りかかってくるため、止むを得ず隔離処遇として治療を開始した。

抗精神病薬を主体とした治療により、9 月下旬にようやく粗暴行為は治まり、行動制限も解除可能となって、認知症診断のための検査も施行できるようになった。MMSE は 13/30 点、時間および場所見当識は 0/10 点、近時記憶も 0/3 点であった。頭部 MRI では、皮質全体の萎縮は年齢相応であるのに対し、海馬近傍には顕著な萎縮が認められ、血管病変や脳室拡大は目立たなかった。経過に幻視の出現はなく、抗精神病薬服用下でも錐体外路症状はないためレビー小体型認知症は考えにくく、アルツハイマー型認知症と診断した。

BPSD は再燃することなく治まっているため、主な医療上の問題は骨折へ

4-2　認知症の人の「痛み」に対する薬物治療の考え方 | 93

の対応となった。10月上旬、B病院整形外科を受診したところ、固定中も激しく受傷部位を動かしていたため、偽関節および転位したままの骨癒合が形成されていた。これについての対応をB病院に尋ねたが、初診時のエピソードから再受診を断られ、ギプスカットのみの対応となった。

そのため10月中旬にD病院整形外科を紹介し、対応方法を伺うこととした。Aさんは、D病院受診時は穏やかであり、リハビリテーションをはじめとした非観血的治療の指示を受けることができた。11月下旬、D病院での治療は終了となり、BPSDの再燃もないため、医学的問題は概ね安定したものと判断し、退院準備を始めた。

【考察】

Aさんのケースは、利き手を骨折しながらも、本人に全く自覚がなく、痛みも訴えなかったため、適正な整形外科的治療が受けられなかった一例である。BPSDが顕著なときには、何度尋ねても痛みについては一度も訴えることはなかった。B病院受診時の状況や、ギプスを巻いた腕を武器にスタッフに殴りかかる場面からも、本人は全く痛みを感じていなかったことが推察される。なお、BPSD寛解後に痛みの有無を尋ねると、「（手首を）動かすと痛いの」と「痛み」を述べることができた。

本ケースでのAさんは、痛みを「粗暴行為」という形で表現していたのかもしれないし、興奮状態にあったために痛みを感じなかったのかもしれない。認知症の人の痛みの感じ方について、示唆に富む症例だった。

また、Aさんが当初、適正な医療を受けられなかったことに関しては、認知症の人の痛みの感じ方や表現について、医療者側に一層の理解が求められるものと強く感じた。

● より詳しく薬物治療を学びたい人へ

・特定非営利活動法人日本緩和医療学会編『苦痛緩和のための鎮静に関するガイドライン』、2010年版、金原出版
・特定非営利活動法人日本緩和医療学会編『がん疼痛の薬物治療に関するガイドライン』、2014年版、金原出版
・武田雅俊監修、小川朝生、篠崎和弘編『認知症の緩和ケア―診断時から始まる患者と家族の支援』、2015年、新興医学出版社
・西川満則、長江弘子、横江由理子編『本人の意思を尊重する意思決定支援―

事例で学ぶアドバンス・ケア・プランニング』、2016年、南山堂

【引用・参考文献】

1）武田雅俊，小川朝生，篠崎和弘：認知症の緩和ケア―診断時から始まる患者と家族の支援，新興医学出版社，2015.
2）目黒謙一：認知症早期発見のためのCDR判定ハンドブック，医学書院，2008.
3）本間昭，大塚俊男：高齢者のための知的機能検査の手引き，ワールドプランニング，1991.
4）Lichtner V, Dowding D, Esterhuizen P, et al：Pain assessment for people with dementia：a systematic review of systematic reviews of pain assessment tools, BMC Geriatr, 14, p.138, 2014.
5）STASワーキンググループ編：STAS-J（STAS日本語版）スコアリングマニュアル―緩和ケアにおけるクリニカル・オーディットのために，日本ホスピス・緩和ケア研究振興財団，2007.

第 **5** 章

急性期医療における
認知症の人の「痛み」のケア

1 急性期医療における
認知症の人の「痛み」の特徴

2 身体疾患による「痛み」の特徴とケア①
――がん／脳・神経系

3 身体疾患による「痛み」の特徴とケア②
――循環器系

4 身体疾患による「痛み」の特徴とケア③
――筋・骨格系

5 急性期医療における認知症の人の
「痛み」と「せん妄」

6 高齢者ケアチームで
認知症の人の「痛み」に対応する

7 急性期医療における
「痛み」とリハビリテーション

8 エンド・オブ・ライフにおける
認知症の人の「痛み」のケア

5-1

急性期医療における認知症の人の「痛み」の特徴

前・北播磨総合医療センター／認知症看護認定看護師　**髙原 昭** Akira Takahara

急性期医療の場は痛みを感じることの多い場所

● 痛みの生じる処置があり、その痛みに我慢を強いられる

　急性期医療の場は治療行為が優先される場所です。外来診療や入院診療に限らず治療や検査が多くあります。在院日数が減少しつつある現在では、必然的にこの傾向は強くなっています。

　これら病院で行われる1つひとつの治療や検査には、採血や点滴などの処置が伴い、駆血帯をまかれる苦痛や穿刺痛などが生じます。痛みの感じ方には個人差があるとしても大なり小なり痛みを感じており、「病院は痛みを感じることが多い場所である」と言えます。その上、これらの痛みは疾患の原因を知ることや治療する目的という理由で我慢を強いられます。承諾こそ問われますが、ほとんどの場合、「行われるのが前提」と言えるでしょう。このように急性期医療の場は、痛みの生じる処置があり、その痛みに我慢を強いられる場所です。

　一方、急性期医療の場以外でこのように痛みを受けたり、我慢を強いられるような場所があるでしょうか。通常の生活の場にはないと思われます。こう考えると急性期医療の場は特殊な場です。また、急性期でなくても病院には多かれ少なかれ同様の傾向があり、この点では「居心地のよいところ」とは言えません。

◉ 「痛み」のアセスメントの前に「不安」のアセスメントが必要

　認知症の人は、記憶障害や見当識障害といった症状から時間の流れが途切れがちになります。入院後に「私は入院していません」と言う人がいますが、

98　第5章　急性期医療における認知症の人の「痛み」のケア

このような人は急性期の疾患に罹患したことで、暮らしている場所から急性期の病院を訪れ、「ここはどこか」「何の目的で来たのか」「いつまでいるのか」「だれが一緒だったのか」といった事柄がつながらず、今がいつもと一緒ではないことから不安な気持ちになって混乱していると考えることができます。また、認知症の人は、その症状からこれらを自らつなげることは難しいのです。よって、このような心境にならないように、不安を軽減させる適切な介入が必要です。もし介入がない場合、認知症の人の不安や混乱は解消されることはなく、積み重なっていくことになります。

「人は不安がある場合には疼痛は強く感じる」と言われます[1]。入院することで不安になりやすい認知症の人には、「痛み」のアセスメントの前に「不安」のアセスメントと介入が必要です。

認知症の人の「不安」を軽減する関わり

◉ 認知症の人が「納得」を続けられるように

病院では治療や検査に伴う処置は少なくできたとしても、ゼロにすることは困難です。しかし認知症の人には、その症状を理解した上で関わりを工夫すると、不安を軽減でき、痛みの増強を避けることができます。

例えば、処置の1つである「点滴」で考えてみましょう。患者に点滴の必要性を説明する場合、「点滴をすると楽になりますよ」「点滴をすると痛みがとれますよ」などの説明がされます。この説明で針を刺される痛みはあるけれど、得られる対価があることを納得してもらい、痛みを我慢し、点滴の針を刺すことを承諾してもらっています。

しかし、認知症の人の場合、同じような説明をしているにもかかわらず、針を刺した段階で「痛い、何するの」と言われて拒否されたり、場合によっては興奮されることを経験します。これは認知症の症状から考えると、説明されたことと今ある点滴の針の痛みがつながらないために起こると考えることができます。このような場合は、実況中継のように現状を説明し続け、痛みを感じ終わるまで「納得を言葉でつなぐ」必要があります。表1に実際の行動を示してみました。

このように行為を番号で分けてみましたが、これらは区別されているのではなく連続しています。また、これらは認知症の人だからという行為ではな

表1 点滴挿入に関する手順とポイント（腕に穿刺する場合）

実際の行動	ポイント
1　患者に処置の説明を開始する準備をします	・患者の目を見て、注意がそれないことを確認しながら、説明に対する準備ができているかを見ます。注意がそれるときには説明を進めないようにします
2　患者に説明をします 「今から点滴をします。この点滴で痛みがとれますので、針を刺すときには痛いですが少し我慢してください」などと目的を説明します	・説明の間、話を聞くことが続けられているかを見ます。内容に納得した様子があるかを、話の段落ごとのうなずきや表情や質問の様子などで1つひとつ確認します
3　患者に触れ、穿刺の準備をします 説明が納得できているか確認しながら「今から手に触ります」といい、理解できたことを確認し、穿刺する側の手を握手するように触る。その後、反対側の手で穿刺部位の衣類をたぐり穿刺できるようにします	・身体に触れるときには、特に反応に注意します。納得できたことを確認したのちに触れ、触れる指は指の腹が先に触れるように注意します
4　駆血帯を見せて装着の確認をとります 「このゴムで腕を締めます。少し痛いですが、きつかったら言ってくださいね」などと説明します	・駆血帯が本人にとってどのような物に見えるかを考えながら、「ゴム」や「ひも」といった言葉を使い分けます
5　駆血帯を装着します	・手を引くなどの拒否的な動作があるか見ながらゆっくり装着します。拒否的な動作があるときには行為を進めないようにします
6　駆血帯が装着できれば穿刺部位を探します	・穿刺部位を探す間、身体には触れ続けるように心掛けます。手が離れてしまうと、これまでの行為が一連のこととして続かず別のことになってしまう可能性があります
7　穿刺部位が見つかれば、改めて説明し心の準備をしてもらいます 「今から刺される痛みがあると思いますが、その痛みだけです」と話します	・この説明の後に、穿刺すると痛みが発生し、気持ちが不安定になる可能性があります。今、安心できているか確認しながら、痛みが起こることを十分に理解でき準備できているか確認します
8　穿刺します 穿刺する時には、改めて「今から刺します」と伝え、痛みが起こることに構えられているか確認しながら穿刺します	・特に、穿刺する瞬間には「刺される」「痛みがある」ということをイメージできるように「今から刺します」などと伝えながら実施します ・穿刺時には痛みが発生し、瞬間的に腕を引きつけるような反応が起こることがあります。この動作を予測して固定に注意します
9　点滴をつなぎ針の固定を行います	・このときに施行者が気を抜いてはいけません。固定が終わるまでは、穿刺時の痛みや皮膚の違和感があり、患者が動揺している可能性があります。そのため、穿刺した腕の状態を保持できないことがあるので注意します
10　安心してもらいます 「いかがですか。点滴ができました。これで大丈夫です。ご協力ありがとうございます」などと伝え、テープの違和感の確認を行います	・点滴がつながるという新しい状況に心が動揺するため不安が増すことが多いため、今の状況は計画されていたことで、その計画に協力してもらえたことを伝えます ・刺入部を触る姿や腕の動かし方の様子から違和感を見ることができます

く、通常の行為とあまり違いはないと思います。強いて言えば3段階目の患者に触れた段階から、「患者とのスキンシップは不快にならないように終わりまで続けること」「駆血帯、穿刺など身体に違う感覚を感じるときには、特にゆっくりと行動して注意がそれないようにすること」「もしも、一連の行為がうまくいかない場合は無理強いしないこと」くらいですが、これも全く違ったことではありません。

　意識しなければならないことは、認知症の症状から途切れがちな「納得をつなぐ」ように意識した行動です。納得を続けることができれば混乱を未然に防ぐことができ、認知症の人は不安になりにくいのです。

◉ 認知症の人に接する全ての人に必要なこと

　次いで説明の内容も考えてみます。病院では「検査のために必要な点滴ですので我慢してください」といった説明をされることがあります。ここで「検査のために」とは、検査の内容や必要な理由が納得されていてこそ我慢の準備ができます。

　この納得は検査を受けた経験に左右されることが多く、例えば病院を受診する機会が多い人と、病院を初めて受診する人では、同じ「検査」という言葉から浮かぶイメージが違うなど個人の持つ情報量によって変わります。それに加えて認知症の人の場合は、症状から「検査」と「点滴」などの言葉からイメージを膨らませるのは難しいことが多いのです。説明する人は、本人が「検査」や「点滴」といった言葉をどのように捉えているかを判断し、確認をしながら言葉かけを行い、同じようにイメージできるようにして現状を納得させ続ける必要があります。

　また、これらは接する人すべてが意識して行動する必要があります。接する人すべてが納得を続けられる言動や行為ができれば、認知症の人の混乱の経験を少なくでき、混乱が少ないと不安になりにくく、痛みに関しても不要な増強は抑えられます。

「痛み」を理解する難しさ

◉ 認知症の人に痛みの病歴を聴くコツ

　患者の痛みの原因を考えるときは本人の訴えが重要ですが、認知症の人はその症状から表現するのは苦手な部分です。ここで頭痛について考えてみま

す。医療者が頭痛の原因を考えるに当たっては病歴聴取を行うことが重要ですが、そのコツについて『レジデントノート』には「突発かどうかは、タイミング同定できるように『○○をしていたときか？』を聞く。頭痛のないときから時系列を追ってもらうのもよい」[2)]とあります。しかし、認知症の人の場合は、記憶障害・見当識障害があり、時系列で痛みを思い起こすことが困難な場合が多いのです。また、その痛みの強弱や種類を比べることが難しいことも想像できます。

　認知症の人に痛みに関する病歴を問う場合には、時系列や比較が困難かもしれないことを念頭に置く必要があります。そのため、聴くときの工夫としては、まず本人に痛みの様子を聞き、そのときの想いを話してもらいます。そして、その思いに付随する様子を、周囲の人の意見を聞きながら時系列的につなぐようにすると状況を共有しやすいでしょう。認知症の人は痛みを適切に評価できないのではありません。「順序よく並べるのが苦手かもしれない」と考えることで共有できる部分が多くなります。

◉ 疾患や状態から「痛みが通常はあるだろう」と想像する大切さ

　認知症の人の場合、周囲のよく知る人から情報を得ることが多いのですが、痛みは本人の持つ主観的な症状であること[3)]は十分理解しておく必要があります。本人をよく知る家族・知人からは、本人の訴えや様子を聞き取ることができますが、本人の思いは異なると考えるべきです。

　「いつも痛いと言っています」などの言葉は重要な痛みを見逃してしまう可能性があります。「疾患から考えて通常なら、ここに痛みがあるはず」と考えたほうがよいでしょう。筆者の経験では、背部痛を訴える患者の家族が「いつも言っています」と症状を評価したとき、本人が「こんなのは初めて」と言い、検査すると心筋梗塞であったという事例があります。

　急性期の病院では「いつも」ではないことが起こっている場合が多いといえます。よって、患者の「いつもと違う」という視点でみるのは難しいのです。認知症の人が急性期の病院に来られた場合、「疾患や状態から一般的に"痛みがある"と思われる痛みは存在するもの」と考えるべきで、そうでないと大切な疾患を見落としてしまう可能性があります。

　荒井は「認知機能低下により患者には『伝えきれない苦痛』があることを常に心に留め、関わることが大切である」と、認知機能低下のあるがん患者の苦痛の評価の困難を記しています[4)]。患者の疾患や状態から痛みが通常は

あるだろうと想像できれば、痛みはあるものと考えて、非言語的な表現に注意し、その時その時の痛みを本人にわかりやすい形で教えてもらうことができるはずです。客観的評価と主観的評価の両方から記録に残し、継続して比べる意識が必要です。

「痛み」を共有する難しさ

● 身体の不具合を「治す」のではなく「治める」ということ

国民生活基礎調査の「痛み」に関する質問で、症状では肩こり・腰痛を訴える人が多く、年齢では高齢になるほど多い、ということがわかっています（11 ページ参照）。60 歳以上では 3 割から 5 割に当たる人がこれらの痛みを感じているそうです[5]。

そのような中、「この腰の痛いのは死ぬまで治らん」と言い、痛みと自分なりに付き合っている人と出会うことがあります。作家の五木寛之氏も著書『孤独のすすめ』の中で「腰痛は生涯の友。完治しなくてもいいじゃないか」と述べ、身体の不具合を「治す」のではなく「治める」、治療というより「養生」、と記しています[6]。

● 「配慮なく行われた援助」に注意する

高齢者は、このように痛みの完治を求めずに、痛みと付き合っている場合も多くあると思われます。しかし、先にも述べましたが急性期の病院は不安が多い場所であり、これらの痛みも通常より強く感じている可能性があります。まずは、これまでは付き合えていた痛みの有無を知り、増強させない配慮が必要です。

例えば、おむつ交換で拒否があった事例で考えてみます。病気の罹患によりこれまで使ったことのない、オムツの着用が必要になったときを考えてみると、交換時には、これまで自分流で動かしていた身体を他人が動かすことにより、付き合えていた痛みが違った強度で出現することがあります。このとき、ケアに対する拒否があると BPSD と思われ、認知症の人の可能性があると考えられることがあります。ただし、「治めていた」痛みから考えると認知症のない高齢者にも起こりうる可能性はあります。重要なのは「配慮なく行われた援助」で拒否、暴力に至り、そのことから認知症があると思われることでしょう。

5-1　急性期医療における認知症の人の「痛み」の特徴　103

「痛み」の有無を理解しようとする姿勢

　認知症の人の「痛み」を急性期医療の場でアセスメントする場合には、同時に「不安」に配慮する必要があります。不安に配慮した対応とは、痛みをもつことに共感し、痛みが生じるような関わりのときには十分確認すること、本人が痛みを訴える前に「大丈夫ですか」と声かけすることなどの配慮です。これらの配慮が関わる人すべてにある環境では、認知症の人は「私のことを心配してくれている」と感じることができます。

　一方、「不安」が見過ごされた場合には「行動」として表面化することがあります。積極的に行動を起こす場合と、身動きせず過ごそうとする場合があり、いずれも本人の意思による行動ですが、周囲が理由を理解しない場合にはBPSDと捉えられていることも少なくありません。認知症の人にBPSDが見られるときには、原因として「不安や疼痛により、精神的に落ち着けない理由がないだろうか」と考えることが重要です。

＊

　以上、述べてきたことで急性期医療における認知症の人の症状から痛みを理解することが難しい点を理解していただけたと思います。認知症の人の場合、これらの情報をよく知る人（多くは家族）から得ようとすることが多いのですが、痛みや不安を持つのは本人です。本人と向き合い、本人が心地よい環境で生活できてこそ、正しい痛みの評価ができると思います。

【引用・参考文献】

1）葛巻直子他：慢性疼痛と不安/睡眠障害：痛み刺激による脳内感作，日本緩和医療薬学雑誌，p.33-37，2009.
2）レジデントノート増刊，19（2），p.108，2017.
3）がん疼痛の薬物療法に関するガイドライン2014年，p.18
　https://www.jspm.ne.jp/guidelines/pain/2014/pdf/pain2014.pdf（2018年1月閲覧）
4）荒井和子：認知機能低下のあるがん患者の苦痛の評価，緩和ケア，25（4），p.309，2015.
5）厚生労働省：平成28年国民生活基礎調査
　http://www.mhlw.go.jp/toukei/saikin/hw/k-tyosa/k-tyosa16/dl/04.pdf（2017年11月閲覧）
6）五木寛之：孤独のすすめ，中央公論新社，p.29，2017.

5-2

身体疾患による「痛み」の
特徴とケア①
——がん/脳・神経系

北播磨総合医療センター看護部次長／がん性疼痛看護認定看護師　**向井 美千代**　Michiyo Mukai

A 「がん」による痛みのケア

長期にわたる疼痛管理が課題

　がんは「国民の2人に1人が罹患する」と言われている疾患であり、がん対策基本法の制定後、がんの早期発見や治療に力を注いできたことは周知のことです。

　そして、がん病変に対する積極的治療の発展に伴い生存期間は改善してきています。そのため、がん患者は長期にわたる疼痛管理が課題となります。がん性疼痛を自覚している患者の割合は、慢性期で30～50％、進行期で70％以上と推定されています[1]。

　「痛み」は主観的なものですが、その痛みを医療者は患者と共有して緩和していくことが治療においては重要です。そのような中、認知症の患者の多くは「本人が感じた通りに痛みを訴えている」のですが、医療者は「理解が難しい」と感じているケースが多いのです。特に、認知症のあるがん患者の痛みは、過少評価されたり、長期間、積極的に治療されなかったりすることがあります。

　それはなぜでしょうか？　そこには、医療者には「痛みの訴え方はこうであるはず」という思い込みがあることが多く、認知症の患者が訴えている言葉に素直に耳を傾けることができないからです。

がん患者は、「がん」と診断されてショックを受け、落ち込んだり気弱になったりしています。さらに、痛みもある中、治療法の選択、療養場所の選択など次から次へと意思決定を迫られていくことになります。看護師はそのような患者の気持ちを理解し、支えていく必要があります。

直腸がんの事例から考える「痛み」のケア

［Aさん/70歳代男性/直腸がん］

　Aさんは腰椎に転移がある。認知症高齢者日常生活自立度Ⅲで、症状としては記憶障害・見当識障害があり、生活では衣類の着脱や保清に関して介助が必要な状態である。

　Aさんは腰部の痛みを訴えており、看護師は「腰椎転移による疼痛」と考えていたので検温の度に「痛みはどうですか？」と尋ねた。すると決まってAさんは「痛み？　ないよ」と答える。しかし、食事をするためにベッドを挙上すると苦痛表情があり、「痛い」と一瞬訴えがある。

　そこで、鎮痛薬を準備して部屋に戻ると、Aさんは自らベッドを平らに戻していて「食事はいらない」と言う。「痛いからですか？」と確認するも「痛くない」という返事が返ってくる。

　Aさんのようなケースは臨床の場ではよくあることです。こういう場合、多くの医療者は、「認知症の患者は痛みがあるのかよくわからない。痛みがあってもすぐに治まる」という理解をしています。しかし、体動に伴う体性痛の特徴を理解していれば、患者の訴えや行動に「痛み」があることは容易に理解でるはずです。

　例えば、Aさんの例でいえば、座位の姿勢で痛みが起こるので、食事をとる前に鎮痛薬を使用して、Aさんの表情や行動に変化があるのか確認をします。鎮痛薬により痛みが軽減すれば、痛みの緩和だけではなく、食事摂取をするための援助もできたといえるでしょう。

　ケアするために重要なのは、まず看護師の「知識」と「患者の自立を思う気持ち」です。食事を「介助」するのではなく、「自力で食べていただこう」と思う気持ちが必要なのです。

　患者の言葉や表情、行動を注意深く確認して変化に気づくことがとても重

要です。そして、看護師自身が痛みのメカニズムを理解し、メカニズムから予測される痛みの部位や性質などについて問いかけができるかどうかが痛みの緩和の鍵を握っています。

B「脳・神経系の疾患」による痛みのケア

認知症の患者が訴えている言葉の意味は？

脳血管障害による痛みとして、くも膜下出血は頭痛が初発症状として認められますが、他の脳血管障害では初発症状として頭痛が認められることが少ないと言われています[4]。しかし、初発症状でなくても「頭痛」は症状として起こります。つまり、痛みの訴えを見逃さないことが症状を重篤化させないためにも重要となります。そのためには、主要な頭痛の鑑別診断について学んでおくことが大切です。

臨床の現場において「認知症の人は痛みの性質をうまく表現できない」と感じることがあります。これは、痛みの性質自体が表現しづらいだけでなく、「認知症の人は痛みを感知しても、それを"痛み"として表現しにくいのでは」と思うことがあるからです。

例えば、筆者は認知症の患者が「あつい」や「かゆい」などの表現を使うことを経験しました。これらの言葉は、そのままでは「疼痛」と判断しがたい場合があります。そのため、認知症の患者が訴えている言葉が何を意味しているのかを、その認知症の患者の行動や訴えるパターンを注意深くみていく必要があると感じています。

頭痛がどのようなものかを鑑別するに当たっては、誘発因子や随伴症状があるのか確認することが役立ちます。例えば、髄膜炎の患者は「肩がこる」と表現することが多いように思います。そういった場合には、頸部硬直やケルニッヒ徴候、ブルジンスキー徴候を確認します。

また、神経に関連する痛みとして三叉神経痛や帯状疱疹後の神経痛があります。これらの痛みは、激しい痛みを伴っていることが多く、早期に疼痛緩和する必要があります。本稿では、脳・神経系が原因の痛みの例として三叉

5-2　身体疾患による「痛み」の特徴とケア①──がん/脳・神経系 | 107

神経痛を取り上げます。

顔面痛の事例から考える「痛み」のケア

［Bさん/60歳男性/アルツハイマー型認知症］

　Bさんは認知症高齢者日常生活自立度Ⅱaで、症状として記憶障害・見当識障害、言語障害がある。日常生活は、ほぼ自力でできるが確認が必要。ある日、Bさんは朝起きてきてから突然「痛い！　痛い！」と叫び、顔を手で押さえていた。以前から重いものを持ち上げたときなどに、Bさんは「手が痛い」と言うことが多かったため、妻は「手が痛いのだ」と思い、Bさんに声をかけ、確認した。すると、Bさんは「痛くなくなった」と落ち着いた。

　しかし、その後、同じようなことが1日に何度も起こるようになった。Bさんは、痛みを感じると叫び、うずくまるが、夜間眠っているときには痛みが出たことはない。起きているときは決まって痛みを訴え、しばらくして落ち着いたと思い、話しかけるとまた痛みを訴える。食事も食べようとはしても、すぐにやめてしまうような毎日が続いている。

　この「手の痛み」に対してBさんは総合病院の整形外科に受診したが、「痛みを起こす原因はない」「痛みの表現が大げさなのかもしれない」と言われ、NSAIDsのみ処方された。

　Bさんが手で顔を押さえていたのは、顔面痛であったからです。顔面痛の代表的な痛みに三叉神経痛があり、まずそれを疑いましたが、顔面痛の原因は他にもあるため、鑑別する必要があります。最初は、痛みの部位が三叉神経の支配領域[5]であるのかを確認します。Bさんには、知覚異常など神経学的な異常所見や随伴症状がないため、刺激に感応する誘発部位がないかを調べるのです。三叉神経痛の場合は、口唇周囲や鼻翼、頬、眉毛などに軽い触刺激を加えると発作が誘発されます。ひどいときには、話そうと人が顔を近づけた際の風圧でさえ刺激になることがあります。

　Bさんの場合、尋ねられたことに返答しようとしたり、食事をしようとしたりして口を開くことで痛みが誘発されていました。1回の発作は2〜3秒と短く、長くても1〜2分程度という特徴がありました。

　三叉神経痛は強烈な痛みであるにもかかわらず、痛みの持続時間が短いた

め大袈裟な表現と捉えられてしまうことが多く、発作は1日に数回のこともあれば何度も起こることがあります。脳腫瘍や脳動脈瘤、顔面外傷などのように続発性の三叉神経痛様の痛みでなければ、継続的に起こる可能性があります。もし、三叉神経痛があるとわかっていれば、例えば春先や秋頃など発作の起こりやすい時期に、実際に発作が起こっても早急に対処できるため知識を持っておくことは重要です。

● 三叉神経痛の治療

　三叉神経痛と診断されず、治療が行われなければ、強度の疼痛を感じ続けることにより、抑うつや苛立ち、せん妄などを引き起こす可能性が十分あります。そして、それらはさらなる「痛み」の原因となります。そのため、早期に治療をすることが重要で、抗痙攣薬や神経ブロックが有効です。

　ケアとしては、痛みの原因を早期発見し、早急に緩和することが重要であるため、「誘発因子を観察し、痛みを起こさせないための工夫」を行います。三叉神経痛であれば、

・温罨法を行う
・口を開けて話さなくてよいようクローズドクエスチョンで話しかける
・それに答えられるボードを作成する

など工夫を行います。

　また、覚醒時に疼痛を感じることがわかっているので、就寝時や起床時にレスキュー薬を使用してみるなど原因に合わせた治療の提案ができます。Bさんの場合、原因解明さえできれば神経ブロックで容易に食事ができるようになるなど、日常生活への影響を取り除くことができるでしょう。

【引用・参考文献】

1）ダーモット・フィッツギボン他：がんの痛み アセスメント，診断，管理，中根実監訳，メディカルサイエンス・インターナショナル，p.5，2013.
2）前掲書1），p.35-42.
3）日本緩和医療学会 緩和医療ガイドライン委員会編：がん疼痛の薬物療法に関するガイドライン，金原出版，2014.
4）荒木信夫，福内靖男：図説最新麻薬科学シリーズ4 痛みの臨床，メジカルビュー社，p.46-47，p.50，1996.
5）増田豊：前掲書4），p.35-42.
6）横田敏勝：臨床医のための痛みのメカニズム（改訂第2版），南江堂，p.187-235，2001.

5-3

身体疾患による「痛み」の特徴とケア②
──循環器系

北播磨総合医療センター／慢性心不全看護認定看護師　**中川 千里** Chisato Nakagawa

北播磨総合医療センター／慢性心不全看護認定看護師　**西岡 通宏** Michihiro Nishioka

高齢の認知症の人は循環器疾患のリスクが高い

　虚血性心疾患の一次予防ガイドライン（2012年改訂版）では
「冠動脈疾患において、加齢そのものが独立した危険因子である。急性心筋梗塞発症は50歳代より増加が見られ、虚血性心疾患は高齢者で圧倒的に多く、70歳以降で発症率がピークとなる」[1]
と示され、高齢になればリスクがあることがわかります。

　しかし、虚血性心疾患の症状は、胸痛を欠如し、「労作時息切れ」「肩こり」「咽頭部不快感」などの非典型的な症状しか示さないことも少なくない、とも言われ[1]、高齢者は虚血性心疾患を起こしやすいが、症状の把握は難しいことがわかります。

　一方、認知症の最大の危険因子は「加齢」で、65〜69歳での有病率は1.5％ですが、以後5歳ごとに倍増し、85歳では27％に達します[2]。認知症の人は加齢の影響や認知機能障害に関連して自覚症状が乏しく、自ら苦痛を訴えることが困難になると言われます[3]。

　よって認知症の人が高齢の場合、虚血性心疾患に対するリスクが高く、その症状は非典型であり、認知症の症状から言語的に訴えることが困難で、周囲は症状を把握することがより難しいと考えられます。

　本稿では、認知症高齢者の2つの事例から、循環器系疾患と「痛み」の状

況を考えます。

胸痛の訴えはないが心不全が悪化した

[Zさん/80歳代男性/高血圧・脂質異常症・閉塞性動脈硬化症]

　Zさんは妻と2人暮らし。認知症高齢者日常生活自立度Ⅲ、記憶障害・見当識障害があり、衣類の管理、保清に関して介助が必要。

　本人の心不全に対する自覚症状は、1カ月前からの軽労作時の息切れ、10日前の咳嗽・喀痰だった。本人・家族は風邪と思い、医療機関を受診せずにいたが、トイレに行ったときに呼吸困難が増悪し、かかりつけ医を受診した。そのときの問診で、妻は「Zさんは1〜2カ月前に5〜10分程度差し込むような胸の痛みがあった」と話した。

　来院時のレントゲンでは両胸水が貯留し、経皮的動脈血酸素飽和度（SPO$_2$）は85％と低下を認め、「うっ血性心不全」の診断で緊急入院となった。本人は「そんなに我慢はしていなかった」と話し、心不全に対する自覚症状は乏しかった。原因として最も疑われたのが虚血性心疾患で、本来は心臓カテーテル検査を進めて詳しく調べる必要があったが、せん妄を起こして帰宅願望が強くなった。家族と相談の上、苦痛を伴う検査はせずに症授緩和を優先し、心不全の症状が軽快した時点で、Zさんは一旦退院となった。

　Zさんは何度か自身の体調の不良を感じていましたが、心不全の症状とはつながりませんでした。家族の心境としても「できれば悪くならないでほしい」という気持ちでしたが、Zさんの様子を見たり、本人の訴えを聞きながらも受診には至りませんでした。その結果、重症化したと思われます。このケースでは、症状を早期に発見して治療を進めていれば、せん妄を起こすことはなかった可能性があります。

胸痛が軽減せず心不全の治療をしたが
食道カンジダ症だった

[Vさん/70歳女性/虫垂炎・脳梗塞・高血圧・アルツハイマー型認知症]

　Vさんは夫と娘との3人暮らし。認知症高齢者日常生活自立度Ⅱb、社会

5-3　身体疾患による「痛み」の特徴とケア②——循環器系　111

資源は適時デイサービスを利用している。娘は働いており、買い物を担当。家事全般はVさんが行っていたが、認知症の症状から記憶障害が軽度にあり、夫の確認が必要だった。夫が出かけて1人になると不安になり、近所の家を探して回り、夜間には何度も夫に「息が苦しくなるのではないかと不安」と訴えていた。

20XX年5月、Vさんは就寝中に胸骨のあたりが痛くなり、起き上がると症状は消失していたが、「今までにこれほどのギューっとなる胸の痛みはなかった」と言ったため、家族は救急車を呼び、受診した。しかし、来院時には心電図上著明なST変化はなく、当日は一旦帰宅した。

約半年後、同様の胸痛を訴え、救急外来を受診。病院では胸痛がペインスケール1/10で、心電図上に心筋梗塞を疑う所見がなく、心筋逸脱酵素の上昇もなかった。このことから症状は、強いストレス（近日に知人が続けて亡くなっていた）からの症状と考えられ、帰宅した。

しかし、翌日早朝に再び胸痛が増強したため病院を受診。来院時はこれまでのように異常所見はなかったが、診察中に胸痛が出現し、心電図でV4〜6でST低下を認め、冠動脈造影CTで冠動脈の狭窄評価を行ったところ高度狭窄を認めた。その後、診察中にVF（Ventricular Fibrillation：心室細動）が出現し、CPR（cardiopulmonary resuscitation：心肺蘇生）ののちPCI（percutaneous coronary intervention：経皮的冠動脈形成術）が施行された。しかし、集中治療が終了して一般病棟に転棟後も頻回に胸痛の訴えがあった。その都度に内服調整が行われたが、「狭心症は否定的」と判断され、退院した。

それから2年後、Vさんは、胸痛と心不全増悪で3回目の入院をした。その際に「胸が痛いです」「喉が詰まった感じがします。水を飲んでもいいですか」「息が詰まりそうです」「喉が詰まるんです」などの訴えがあり、胃カメラを施行し、「食道カンジダ症」と診断された。

食道カンジダ症の症状には、胸焼け・胸痛・嚥下時痛などがあります。心不全において生活上の増悪因子に水分過多がありますが、Vさんは入院前までカンジダによる症状の改善に水分をとることで対処したため、水分過多になったと考えられました。

よって新たな対応として、咽頭部不快や胸痛に対して、うがいやトローチ、

飴、氷などを勧めることで症状に対処しました。また、水分を炭酸入りなどの清涼感のあるものに代用したことで、水分の制限が図られ、その後は心不全の悪化はなく、退院することができました。

看護師の丁寧なアセスメントが不可欠

以上の2事例から考えられるのは、「認知症の人の心不全の症状を周囲は把握するのが難しい」ということです。本人はその時々に症状を感じているのですが、その症状を「体調が変化していること」につなげるのが難しいと思われます。

● 認知症の人はなぜ指導されたことを実行しにくいのか

人は、自身の体調不良に対し経験的に工夫を行い、対処します。しかし、慢性疾患により、自身の工夫だけではコントロールできないこともあります。このときには自分の疾患の病態を理解し、自ら生活を調整する必要がありますが、認知症の人の場合、それが難しいといえます。というのは、認知症の症状として記憶障害や見当識障害があるため、事柄を覚えて、適切な場所で、適切なときに予測した物事を行うことが難しくなるからです。このことから循環器系の疾患における生活指導で生活を変えること、指導を受けたことを自ら実行するのが難しいことが想像できます。

生活指導を実行するには、これまでの生活を変えることになりますが、変えるには意識的に行う必要があります。この「意識的に行う」という行動は、「記憶されたことを常に活用する」必要がありますが、記憶が十分活用できない状態では意識的に行動するのは難しいといえます。そのため、認知症の人は、これまで行っていた行動をしてしまいます。これが水分制限の指導を受けた人が、水をいつものように飲んでいて、周囲から「水を飲み過ぎたらダメって言われたでしょう」と注意される状況です。

● 記憶障害や見当識障害などの症状が生活の中でどう影響しているのか

本来、水分制限の指導を守ろうとすると、通常「のどが渇いた」と思い、水を飲んでいた行動を変えなければなりません。欲しいだけ飲むのではなく、ある一定の量の水しか飲めないので、喉が渇くときはいつごろか、どのようなときに渇くのかなどを考え、その時々の量を考えて計画的に水を摂取しなければならないのです。この計画的な行動が実施できなければ、結果的に水

5-3 身体疾患による「痛み」の特徴とケア②──循環器系　113

分制限は守れないことになり、生活指導が実行されません。

　認知症の人に生活指導を実施できるようにするには、記憶障害や見当識障害などの症状が生活の中の行動にどのように影響しているか考え、習慣的に必ず水分の必要な時間を確認し、その時間と量を整理し全体の量を調節する必要があります。

　例えば量の調整では「決まった容器を使うことで自力で望ましい量を守ることができる」などの工夫です。これらを繰り返し行ってもらい、習慣化につなげます。習慣化することで、生活指導が日常生活で無理のない形で自ら実行でき、そして、この内容を生活する場所で連携していけば、症状の急変・増悪に至ることを軽減できると思われます。

　胸痛などの症状を伴わずに心筋虚血が客観的に証明される、いわゆる「無症候性心筋虚血」の頻度は、70歳未満の15％に対して70歳以上で28％と、高齢者では高率であり、加齢による疼痛閾値の上昇、高次機能の障害、糖尿病性神経障害などの関与が推定されている[1]といわれます。認知症の高齢者は、胸痛など自らは訴えにくいことから、看護師の丁寧なアセスメントが欠かせません。いつもと違う表情や行動、訴え、さらにはフィジカルアセスメントが予防として重要になります。

【引用・参考文献】

1）一般社団法人日本循環器学会：虚血性心疾患の一次予防ガイドライン（2012年改訂版）
2）厚生労働省：知ることからはじめよう　みんなのメンタルヘルス
　　http://www.mhlw.go.jp/kokoro/speciality/detail_recog.html（2017年12月閲覧）
3）中島紀惠子ほか：新版認知症の人々の看護，医歯薬出版，p.142，2013.
4）http://www.j-circ.or.jp/guideline/pdf/JCS2012_shimamoto_h.pdf
5）http://www.mhlw.go.jp/kokoro/speciality/detail_recog.html

5-4

身体疾患による「痛み」の特徴とケア③

——筋・骨格系

高崎健康福祉大学看護実践開発センター認定看護師教育課程専任教員 **梅原 里実** Satomi Umehara

認知症の人と「筋・骨格系」の痛み

　認知症の人は、自らの記憶のあいまいさや日常生活の場面でさまざまなことができなくなっていく喪失を体験しています。そして、それによる不安や恐怖、さらに焦燥感を常に感じながら生活していることが、2003年にオーストラリアのクリスティーン・ブライデンさんが著した『私は誰になっていくの？』をはじめとした当事者の発言や手記より理解することが可能になってきました。

　認知症の疾患や進行の程度によっては、失行・失認、失語、パーキンソニズム、歩行障害などが発症するため、認知症の人は心身共、常に不快な状態にあることが推測されます。したがって認知症の人が「痛み」を伴う筋・骨格系疾患を発症すると、現状以上の不快を感じながら生活する状態となることが想像できると思います。

　例えば、認知症の人が突然転倒して身体のどこかを骨折した場合、認知症の人には、健常の人と異なる特徴があります。それは、

①転倒した経緯を記憶できないため、なぜ痛いのかわからない

②どこが痛いのかを正しく言葉で表現できない

③どの程度の痛みで、どれくらい前からの痛みなのかを正しく表現できない

④痛む原因や治療の意味が理解できにくい

⑤痛みの発生を予防することができない

など5点に集約できると思います。

また、骨折そのものの痛みだけでなく、治療に伴う活動制限、筋力低下、関節拘縮による心身の苦痛が発生することが大きな特徴です。

臨床では看護師が認知症の人の苦痛の深さや事実に気がつかないことにより、その人に応じたケアを提供できず、生活障害を悪化させてしまう、あるいはBPSDを発症してしまうなど対応の難しさを感じることがあります。

本稿では、前述した5つの特徴に着目して、認知症の人の筋・骨格系疾患におけるケアのポイントを、事例を基に述べたいと思います。

大腿骨転子部骨折をしたAさんのケース

[Aさん/80歳代前半/女性/直腸がん]

【入院までの経緯】

Aさんは、7年前にアルツハイマー型認知症（以後：AD）と診断された。失語・失行の症状が出現し、次第に自宅での生活が困難となって数年前より施設にて暮らしている。FASTstag：6a/HDS-R3点で、ナースコールは認識できない。会話は挨拶や簡単な単語のやりとりは可能で、ADLは食事と歩行以外は介助が必要であった。

ある日、Aさんは施設の廊下を歩行中に転倒したため、近医に受診したが、その際は「異常なし」と診断された。しかし、数日後には歩行できなくなったため、他院を受診し、「左大腿骨転子部骨折」と診断された。入院3日後に人工骨頭置換術の施行が予定された。

【入院後の治療等】

・手術までは床上安静。食事や排泄時には45度までベッドアップ可能。
・食事は全粥食
・内服薬はセレコックス200 mg×2回（朝・夕）
・痛みが強いときはボルタレン座薬25 mg（1日3回まで）

【入院後の経過】

〈入院から手術まで〉

Aさんは、日中、部屋に入ってきた看護師や人影を見ると「誰か」「ねえ」と大きな声を出す。対応すると、しばらくは落ち着くが、また声を上げる。看護師が「痛いですか？」と聞くと首を横に振るが、体位変換時やケアの際には「痛い」と大きな声を出す。看護記録には「体位変換時に痛みを訴える。安

静時は時折『誰か』と大きな声を出すが、対応すれば落ち着く」と記載されていた。

〈手術後から離床まで〉

その後、全身麻酔にて手術施行。術後は SB チューブドレナージ（3 日間）、持続硬膜外麻酔（48 時間）、酸素吸入（16 時間）、持続点滴（24 時間以後は 1000 ml/3 日間）と抗生剤の点滴 1 日 2 回（5 日間）。

手術後 7 日目より、NPW にて離床開始。内服薬は入院時の指示が手術後 7 日間継続。点滴の自己抜去予防として両手にミトンを装着。苦痛の訴えはないが、手術後 3 日目より夜間に「誰か」と大きな声を出すようになった。

〈リハビリテーション開始時期〉

手術後の経過は順調で、リハビリテーション室での訓練が開始となって急性期病棟から回復期リハビリテーション病棟へ移動した。

訓練士が A さんの体を起こそうとすると「動けないよ」「やめて」「痛い」と叫び、抵抗するため訓練が予定通りに進まない状況だった。

以下、A さんのケースを「発症から手術まで」と「手術後から離床まで」「リハビリテーション開始時期」の時期ごとに振り返ってみます。

発症から手術まで

● 転倒した経緯を記憶できないため痛いことがわからないことへのケア

認知症の人は環境の変化に適応するまでに時間がかかるため、看護師は患者の味方であることを常に伝えながら安心してもらえる存在となるような関係づくりが重要となります。

A さんに対しては、まず視界に入り、自己紹介を行った後で、「ここがどこなのか」「なぜここにいるのか」「目の前にいる人は誰で、患者さんにとって自分は何をする人なのか」などさりげなく伝えました。

また、重度のステージにある A さんにはナーシングタッチなどで看護師の存在を意識してもらうことを心がけました。そして、患部より少し離れたあたりを触れながら「転んで骨を折ったそうですね」「よくなりますよ」「お世話をいたしますからね」「一緒に頑張りましょう」と反応を見ながら話しました。すると A さんは次第にこわばっていた表情が穏やかになり、視線を合わ

5-4 身体疾患による「痛み」の特徴とケア③──筋・骨格系 | 117

せ、笑顔が見られるようになりました。

● どこが痛いのかを正しく言葉で表現できない。どの程度の痛みでどれくらい前からの痛みであるかを正しく表現できないことへのケア

骨折による痛みが発生する主な原因には、骨・骨膜、骨周辺組織の損傷による骨膜の神経刺激などがあります。同時に周辺の筋肉組織の挫滅による炎症も身体的な痛みの要因となります。

Aさんの場合は、ADの進行程度がFAST6aと、高度の認知機能低下の状態です。このステージの人は失行・失認の出現が見られ、BADL（基本的日常生活動作：日常生活における基本的な「起居動作・移乗・移動・食事・更衣・排泄・入浴・整容」動作）は介助を要する状況となります。したがって自分の置かれている状況を判断し、自ら対応できる状態ではありません。さらに、Aさんには失語もあるため、痛みを感じていたとしても痛みの部位や痛みの程度、持続時間などを表現することはできませんでした。

受傷直後は骨の固定も不安定な上、転位も発生しやすい状態であり、急性疼痛の時期と判断できます。Aさんは、日中部屋に入ってきた看護師や人影を見ると「誰か」「ねえ」と大きな声を出しています。「認知症があると理解力や判断力が低下するので、用事がなくても声を上げている」と捉えるのは間違いです。「認知症だから」とひとくくりにするとAさんの全体像が見えなくなります。声を発するときのAさんの表情や声のトーン、口調をよく聞き取ることが重要です。

痛みの程度を客観的に把握するには、重度認知症者の疼痛評価表[1]とビジュアルアナログスケールとフェイススケール[2]を基に作成した表を照らし合わせて、痛みの程度を指さしてもらいます。この場合、Aさんに対する質問は「どこか/痛みますか」と文章を区切り、ゆっくり伝え、さらに同じような質問を2、3回繰り返しました。その結果、「Aさんには我慢できない痛みがある」と判断し、屯用薬を使用すると、Aさんの叫びは減少しました。

手術後から離床まで

● 痛む原因や治療の意味が理解できにくい。痛みの発生を予防することができないことへのケア

術後は骨折部位の痛みではなく、縫合部周辺の痛みと筋肉層の挫滅による

痛みが発生します。したがって、通常は日にちの経過とともに、骨折部位の痛みは減少していきます。看護師は手術後の経過を確認しながら「体動時の痛みは当然ある」という前提のもとに離床時期に備え、術後合併症予防に留意しながらケアを実施します。患部だけでなく、安静に伴う活動制限による筋力低下や関節拘縮による痛みの発生を予測することも重要です。

床上安静の時期もベッドサイドのリハビリテーションは翌日より開始されますし、ケア時に看護師は関節拘縮予防の他動運動を補助しています。

Aさん自身が状況を理解できるよう「足の手術をしました」「傷が治るまで痛みます」「ゆっくり動かしましょう」「痛かったら言ってください」などの説明をゆっくり行い、Aさんが「わかった」という表情や頷いた後から体に触れるようにしました。

術後3日目の「夜間の叫びへの対応」について、医師を含めたカンファレンスを実施しました。その結果、夜中は評価表などを用いた確認はしづらく、実際の痛みについては事実の確認が不十分となることがわかりました。そこで、前日に持続硬膜外麻酔除去後であることを考慮し、術後の経過や心身のストレスを含めた痛みとせん妄の予防的ケアが必要であり、まずは「痛みがある」という推測のもと、夜間の入眠をはかることにしました。

具体的には、屯用の鎮痛剤の使用を1日2回（6時、20時）定時に使用し、痛みの発生を予測したケアを実施したのです。その後、Aさんは夜間入眠されるようになり、叫びも朝方だけになりました。

リハビリテーション開始時期

● 痛む原因や治療の意味が理解できにくいことを中心としたケア

Aさんは回復期リハビリテーション病棟に転棟後は、訓練が本格的になり、訓練士がAさんの体を起こそうとすると「動けないよ」「やめて」「痛い」と叫び、抵抗する状況が発生しています。このような場合は説明や説得をするのではなく、Aさんの訴えをしっかり傾聴し、対応を考えることが先決です。

痛みの発生には荷重などのバイオメカニクス的な要素が大きく関与するため動かさなければ痛みは発生しません。記憶障害が顕著であるAさんは身体を動かす効果や意味を理解できなないため、痛みから逃れようとした結果、「動けないよ」「やめて」などの叫びとなっていると推測します。

5-4　身体疾患による「痛み」の特徴とケア③──筋・骨格系　119

また、訓練士はＡさんに対して「これからベッドサイドに座りましょう」と声をかけていましたが、１人で対応は難しい部分がありました。そこで、Ａさんに「訓練士が来ると"痛く"なる」という不快な印象を与えないよう、訓練時に看護師がＡさんに、これからやることの説明と自己決定を繰り返し、記憶障害を補うことと、不安の軽減に努めていく方法をとりました。

　同時に身体的な痛みに対して、訓練の１時間前には屯用の座薬を使用することでＡさんの訴えはほぼ消失し、開始後３日目には訓練士が１人で対応できるようになりました。

筋・骨格系の疾患をもつ認知症の人への看護

　以上、提示した事例は、数字や絵など言葉以外の方法を用いたことと、表情やしぐさなどから痛みを読み取ることで鎮痛緩和に至ったと考えられます。今回は誌面の都合で記載していませんが、変形性関節症・脊椎症・関節リウマチなどは、関節の炎症と関節軟骨の退行現象などによる疼く痛みが長期間にわたり発生する特徴があります。特に関節リウマチの場合は起床時に発生する四肢のこわばりや天候に左右される関節痛等が症状に挙げられます。いずれの場合でも、認知症の人は自ら痛む部位やその程度などを的確に訴えることができにくいといえます。

　認知症の人が筋・骨格系の疾患に罹患している場合は、その疾患の特徴を把握し、痛みの原因を予測したケアの実践だけでなく、認知症の人が表現できない痛みを助ける工夫を考え、訴えていることを知ろうとする姿勢が看護には最も重要となります。

【引用・参考文献】

1）公益社団法人日本看護協会編：認知症ケアガイドブック，照林社，p.318．
2）箭野育子：図でわかるエビデンスに基づく痛みの緩和と看護ケア，中央法規出版，p.36，2005．

5-5

急性期医療における認知症の人の「痛み」と「せん妄」

札幌医科大学保健医療学部看護学科 教授　**長谷川 真澄** Masumi Hasegawa

認知症と「せん妄」の違い

　せん妄発症時に見られる「落ち着きがなくなる」「何度も同じことを言う」「安静が守れず徘徊する」「怒って興奮する」「実在しないものが見える（幻覚）」「夜眠らず昼夜逆転する」などの症状は、認知症にも見られるため、「目の前に生じている症状が認知症なのか、せん妄によるものなのかを見分けるのが難しい」という声をよく聞きます。一見、せん妄と認知症の症状は似ていますが、その病態や発症経過は全く異なります。「せん妄」は脳機能の一時的な低下により生じる注意障害と意識混濁が基盤となります。一方、「認知症」は脳の不可逆的な神経変性が認知機能障害を引き起こします。また、せん妄は急激に発症するのが特徴であり、せん妄症状が出現した時期を「昨日の夜から」「手術の翌日から」と明確に言い当てることができます。

　認知症の人がせん妄を発症した場合、その人の普段の様子を知らない医療者は「重度の認知症だ」「認知症が進行した」と誤って捉えてしまうことがあります。しかし、入院前の様子をよく知る家族や施設職員からみると、その認知症の人がせん妄を発症したときは「いつもと違う」とはっきりわかります。認知症とせん妄の症状を見分けるためには、その人の普段の様子を知ることが必要になります。

せん妄の発症因子と「痛み」

●「せん妄」の発症因子

　せん妄は急性脳機能不全ですので、「高齢者」「認知症」「脳卒中の既往のあ

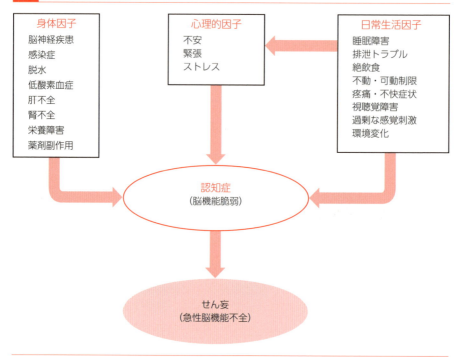

図1 せん妄の発症因子

【出典】1）長谷川真澄：せん妄のアセスメントとケア，日本看護協会編：認知症ケアガイドブック，照林社，p.111，2016．一部改変

る人」など脳機能が脆弱な人がハイリスク患者となります。また、以前の入院でせん妄を起こしたエピソードがある患者もせん妄を再発しやすいといえるでしょう。

　せん妄の発症因子を図1に示しました[1]。まず、せん妄を引き起こす直接原因には、さまざまな身体疾患や薬剤などの「身体因子」が含まれます。したがって、全身状態が悪化すると急性脳機能不全を引き起こし、せん妄症状が現れやすくなります。また、高齢者や認知症の人は薬剤による副作用も生じやすいため、せん妄を誘発しやすい薬剤に注意が必要です。例えば、ベンゾジアゼピン系薬、抗コリン薬、オピオイド薬、ステロイド、H_2ブロッカーなどがせん妄誘発薬剤として知られています。

　次に、認知症の人は、不安や緊張、ストレスなどの「心理的因子」があると、せん妄を発症しやすいといえるでしょう。さらに、入院による生活環境

の変化が代表的な「日常生活因子」がせん妄を引き起こすときがあります。そして、身体疾患や治療処置に伴う苦痛や不快などの日常生活上のストレスは、認知症の人の不安や緊張を高めてせん妄を誘発します。

● 「痛み」と「せん妄」

手術患者において、痛みの増強が術後せん妄の発症リスクを高めること、術後の適切な疼痛管理がせん妄発症率の低減につながることが報告され、高齢者のせん妄予防のために非オピオイド薬による疼痛コントロールが推奨されています[2]。

また、動物実験において痛みによる苦痛・不快感が脳内炎症を引き起こし、術後せん妄や認知機能障害に関連することが示唆されています[3]。

認知症の人は「痛み」を言葉で適切に訴えられないため、医療者は「痛みがないもの」と判断しがちです。認知症の人の疼痛アセスメントツール（第3章参照）を活用して痛みを的確に把握し、積極的に疼痛コントロールすることがせん妄の予防につながります。

認知症の人の「せん妄」のケア

● 「身体拘束を行わない看護」がせん妄を防ぐ

せん妄の予防および発症時のケアは、その人の持つ「せん妄発症因子」を把握し、それらの因子を取り除くケアを組み合わせて実施します。特に自分で体調変化を言葉で訴えられない認知症の人は、せん妄を発症する背景に「直接原因となる身体疾患や薬剤が潜んでいないか」をアセスメントすることが大切です。

せん妄の予防や回復のためには、まず全身状態を整えるケアが基本となります。入院時は処方薬に、せん妄誘発薬剤が含まれていないか、薬剤師と共に確認し、必要時、医師に処方を変更してもらいましょう。

認知症の人が入院すると、転倒のリスクやカテーテル類の誤抜去を懸念し、安全上の名目で身体拘束が行われることがあります。しかし、身体拘束はせん妄を助長し、転倒予防効果はありません。

・早期離床とリハビリテーション
・不必要なカテーテル・モニター類の早期除去
・日常生活動作の維持

5-5 急性期医療における認知症の人の「痛み」と「せん妄」 123

表2 せん妄の発症因子に応じたケア

区分	発症因子	具体的なケア
身体因子	・感染症 ・脱水 ・低酸素血症 ・栄養障害 ・せん妄誘発薬剤	・不必要なカテーテル類の挿入を控え、感染症を予防する/感染徴候の早期発見と治療ケア ・水分・電解質バランスの管理/水分摂取の援助 ・呼吸・循環動態の観察/正常な酸素化への治療ケア ・栄養・嚥下機能の評価/栄養改善に向けたケア ・処方薬の確認/せん妄誘発薬剤の中止・変更/副作用の早期発見
日常生活因子	・睡眠障害 ・排泄トラブル ・絶飲食 ・不動・可動制限 ・疼痛・不快症状 ・視聴覚障害 ・過剰な感覚刺激 ・環境変化	・夜間の処置を控える/良質な睡眠・覚醒パターンを促すケア/日光浴/便秘 ・その人の排泄パターンを維持する ・下痢にならないよう援助する ・絶飲食期間を最小限にするよう検査スケジュール等を調整する ・早期離床・リハビリテーション/歩行や活動を促す ・積極的な疼痛コントロール/不快症状の緩和ケア ・眼鏡・補聴器などの補助具を適切に装着する ・夜間の騒音・照明・モニター類の音や光を調整する ・病室やベッドの移動を最小限にする
心理的因子	・不安/緊張/ストレス	・入院治療の必要性や、置かれている状況を患者が理解できるように説明する ・不安や心配、困惑していることがないかを確認し、問題解決をはかる ・リアリティオリエンテーション（時計、カレンダー設置） ・患者が安心できる家族や友人の面会を促す ・快刺激となる活動を促す

・生活リズムを整えるケア

などによる「身体拘束を行わない看護」が、せん妄の遷延化や重症化を防ぎます。

● 認知症の人が普段行っていた生活にどれだけ近づけるか

　特に「日常生活因子」への介入は"看護の力の見せどころ"といえます。食事・排泄・睡眠・活動などの日常生活動作が自立していた認知症の人でも、入院により環境が変わるとうまくできずに失敗し、不安や混乱を招きます。入院中もできるだけその人が普段行っていたやり方で日常生活が送れるよう援助する必要があります。そのためには、入院時に家族などから家での生活の様子を詳細に確認し、できるだけ入院前と同じ環境を整え、看護チームで統一した援助が提供できるようにしましょう。

　認知症の人はサーカディアンリズムが崩れやすく、夕方から夜にかけて意識水準が低下し、せん妄症状が出現しやすくなります。規則正しい生活や日

中の適度な活動により生体リズムを整えます。

　また、高照度光療法により睡眠障害が改善され、せん妄の予防効果があることが示唆されています[4]。日光浴でも同様の効果が得られますので、朝、カーテンを開ける、散歩なども積極的に取り入れるとよいでしょう。

　表2に、せん妄の発症因子別に取り組みたい看護の具体的な例を示したので参考にしてください。

【引用・参考文献】

1）長谷川真澄：せん妄のアセスメントとケア，日本看護協会編：認知症ケアガイドブック，照林社，p.111，2016.
2）The American Geriatrics Society Expert Panel on Postoperative Delirium in Older Adults；American Geriatrics Society Abstracted Clinical Practice Guideline for Postoperative Delirium in Older Adults, JAGS, 63（1），p.142-150, 2015.
3）河野崇：術後疼痛管理の役割：NRSの先にあるもの　優れた術後疼痛管理は高齢者の術後認知障害の発症を予防できるか？，日臨麻会誌，37（5），p.630-636，2017.
4）Chong MS, et al.：Bright light therapy as part of a multicomponent management program improves sleep and functional outcomes in delirious older hospitalized adults, Clinical Interventions in Aging, 8, p.565-572, 2013.

5-6

高齢者ケアチームで認知症の人の「痛み」に対応する

群馬県立県民健康科学大学 看護学部看護学科 看護技術学教育研究分野 講師/老人看護専門看護師

戸谷 幸佳 Sayaka Toya

多職種チームによる認知症の人の「痛み」への介入

　急性期医療を提供する医療機関に入院した認知症の人を支える高齢者ケアチームとして、認知症サポートチームや栄養サポートチーム、緩和ケアチームの活動が挙げられます。現在、筆者は大学の教員ですが、以前は特別養護老人ホームの看護師や病院で退院調整看護師として勤務していました。今も特養や病院との連携に務めています。

　さて、認知症サポートチームには2016年4月の診療報酬改訂で認知症ケア加算の請求が可能となり（認知症ケア加算1)[1]、急性期病院に入院する身体疾患を有する認知症の人への手厚いケアについてチームで関わる体制づくりが進められています。

　このチームの主な活動内容は3つあります。

①入院患者の中の病棟内での看護アドバイス

②認知症患者の病態評価や薬物療法へのアドバイス

③認知症身体合併症治療病棟転棟の適応判断

　直接的にチーム員が認知症の人にアプローチするというよりも、認知症ケアに悩む病棟スタッフをサポートすることにより、入院している認知症の人が適切な治療・ケアを受けられるようにすることを目的としています[2]。

　チームメンバーは「認知症の診療について十分な経験を有する専任の常勤医師」「常勤の認知症看護認定看護師、老人看護専門看護師、精神看護専門看護師等、常勤の社会福祉士または精神保健福祉士」の配置が認知症ケア加算

126 ｜ 第5章　急性期医療における認知症の人の「痛み」のケア

1では必須となっており、対象となる認知症の人の基礎疾患や入院先の病棟の機能に合わせ、リハビリ職や管理栄養士、薬剤師など各専門職が参加し、必要な医療やケアを検討していきます。病棟に入院する患者の内、認知機能の低下した患者で対応が困難な事例について病棟スタッフから依頼を受けると、チームで回診を行います。

　認知症の人のBPSD悪化には、身体的苦痛や痛みの存在が大きく影響を与えているはずですが、痛みの存在は見過ごされやすいと本書では述べられています。苦痛や痛みの有無・程度・原因の探索が困難な認知症の人には、このような多職種チームで関わり、多角的・包括的なアセスメントとアプローチが必要と考えます。

認知症の人がもつ「痛み」への具体的なチームアプローチ

● 認知症サポートチームと緩和ケアチームの協働

　入院予定の認知症の人について、病棟から認知症サポートチームにコンサルテーションがあり、そのときBPSDの背景に痛みの存在が認められた場合、その緩和方法を検討するために、緩和ケアチームと協働することは重要です。この協働は、認知症の人の痛みを速やかに緩和するために必要であると考えます。

　「認知症があると緩和ケアチームへのコンサルテーションが減る」[3]という海外のデータもありますが、認知症に関する専門職がチームで関わることで、適切に他のチームの専門性につないでいくことも認知症サポートチームの役割ではないかと考えます。反対に、緩和ケアチームが認知症の人への緩和ケアで難渋した場合も、認知症サポートチームへコンサルトするといった柔軟なつながりも必要でしょう。

● リハビリスタッフとの協働

　認知症の人の痛みの原因はさまざまに存在することが、本書の他稿でも述べられていますが、疾患による痛みのほかにも、治療による痛みや安静による痛みなど2次的に生じる痛みも多く存在します。過度の治療や安静が認知症の人の痛みを増強させることを念頭に置き、回復過程に沿って、安静度の拡大やドレーン類の抜去などをチームで検討することも必要になります。

体位変換が困難なことによる痛みに対するアプローチとして、薬物による
ものだけではなく、安楽な姿勢を保つポジショニングや離床に向けてのリハ
ビリテーションのプログラムをリハビリスタッフと共に作成し、介護職員や
看護助手といった他の病棟スタッフともわかりやすく共有できるよう写真や
図をベッドサイドに示すなどの工夫も一案です。

● 栄養サポートチームとの協働

るい痩が著明な認知症の人では、自力で良肢位を保てないだけでなく、寝
具と接地する皮膚や関節の痛みが発生しやすく、また褥瘡による痛みも生じ
やすくなっています。また、浮腫の出現による不快感や皮膚損傷のリスクも
高まりやすく、このような場合、栄養サポートチームへのコンサルテーショ
ンも有効と考えます。

栄養サポートチームは、摂食嚥下に関する身体機能の評価や低栄養状態を
効率よく改善するための補助食品の紹介、嚥下可能な食事形態の検討、食事
介助方法の指導を行いますが、認知症の人の個別性（食べ物に関する嗜好や
生活習慣、病前の食事摂取量等）については事前に病棟スタッフが把握し、
チームとディスカッションできることが望まれます。

● 口腔ケアスタッフとの協働

栄養マネジメントと関連して、摂食行動に影響する痛みに「口腔内の痛み」
があります。嚥下機能や消化機能に問題がなくても、義歯が合わないことや
口腔ケアのセルフケア機能が低下していることにより、歯肉や歯牙に炎症や
潰瘍が発生し、食事をとろうとしても痛みがあって食が進まないということ
も考えられます。

このような場合は、口腔外科医や歯科医、歯科衛生士など口腔機能の保
持・改善に関わる職種と協働し、義歯の調整・齲歯の治療、口腔ケアの指導
（本人、家族、介護・看護職）を行っていくことで、痛みの改善とともに栄養
状態の改善も期待できると考えます。

チームアプローチの効果を引き出すために

● チームと病棟スタッフのよい関係性を引き出すために

現在、医療機関では前述のとおり、さまざまなチームが高齢者や認知症の
人への治療やケアについてのコンサルテーション先として活動を行っていま

表1 認知症サポートチーム介入によるメリット

大カテゴリー	カテゴリー	自由記載（一部）　　　　　　　　　　　　　　n＝16
患者に生じた メリット（3）	内服調整により患者状態が改善した（8）	内服の調整などして頂いて勉強になりました 内服の調整で患者さんの状態が良くなった時 内服調整による状態の変化について学ぶことができた アリセプトの薬を中止してから活気が出てきてしきりに人に話しかけてる これまでの経過とフロアでの状態をみて薬をだして頂ける
	認知症のケア・リハビリが改善した（4）	ケアに対するアドバイスが聞け、職員の意識向上につながっている 認知症のきめ細かく対応できるようになった 認知症の進んでいる方でも薬や抑制に頼らず、日々のケアでBPSDの改善が図れることを知った 症状の確認や服薬の変更を行うことでリハが行いやすくなった
	患者の環境調整につながった（2）	環境調整やアプローチ方法等、様々な視点で指摘してもらえるため改善点に気づける 注意点を確認できるため、環境調整に回診の内容を反映しやすくなる
治療・ケア実施上のメリット（2）	認知症やBPSDについて相談窓口となった（6）	認知症患者様の対応について困っていることが相談できるのでとっても助かる。 いつでも相談できる安心感 認知面だけでなく、病態・全身状態についても見て頂けるので相談もしやすい 専門医が増えたので相談がしやすい
	診断について学べた（1）	認知症状のスクリーニング検査が知れたこと
チーム医療実施上のメリット（2）	患者情報の包括的な共有が可能となった（4）	患者様のことがよくわかり認知症について学べる 自分の知らなかった情報収集の場になる 情報収集や情報のまとめ方など患者さんを知る上で改めて必要性と今までの不十分さを感じた
	多職種の方向性が統一された（4）	多職種で統一した方向へ向かうことができるきっかけとなっている。 改めて多職種連携・情報共有の大切さがわかりました 多職種が同時に見て対応を考えられる 医師との情報交換が密になれる

す。これらのチームをうまく活用し、最大限効果を引き出すためには、チームと担当医・病棟スタッフとがよい関係性を持ち続けることが大前提となります。そのために、チーム側は下記の点に留意する必要があります[4]。

①担当医・病棟スタッフの治療や努力を否定しない

②担当医・病棟スタッフとの関係を崩さないようにする

③提案した治療やケアは担当医・病棟スタッフが最終判断するが、チームは問題解決の過程と結果を共有する

　チームが担当医や病棟スタッフへ配慮を行うことはもちろんですが、コン

サルテーションを受ける側の病棟スタッフも全ての判断や思考をチームにゆだねていてはいけません。病棟スタッフが自分たちで行ったケアや努力とその結果を提示し、その上でどのような点について助言やアセスメントを行ってもらいたいのかを、わかりやすく伝える努力も必要であると考えます。

● 認知症サポートチームの介入効果

また、チームがもたらす効果として、コンサルテーションされた事例の治療やケアの質向上だけでなく、病棟スタッフへの教育的な効果も期待されます。表1のように、筆者が認知症サポートチームのある病院で働く看護職、リハビリ職にチームがあることによる効果について回答してもらったところ、「認知症の人のBPSDや日常生活機能の改善につながった」という意見に加え、「認知症の人のアセスメントや治療について専門的に学ぶことができた」「多職種連携が円滑になる効果がある」という意見がみられました[5]。

認知症の人の「痛み」を緩和するため、必要時にはチームにコンサルテーションを依頼し、適切な治療やケアの方向性について専門的な見地からアドバイスを受け、事例のアウトカムを改善していく。そして、病棟スタッフ自身もチームから学びを深め、認知症の人の痛みのアセスメントや治療、ケア方法について経験を蓄積してレベルアップしていく。この流れがチームアプローチの継続的な効果を発揮することにつながると考えます。

【引用・参考文献】

1) 厚生労働省ホームページ
   http://www.mhlw.go.jp/file/05-Shingikai-12301000-Roukenkyoku-Soumuka/0000115365_1.pdf（2017年12月18日確認）
2) 鷲見幸彦：急性期病院における認知症対応チーム，神経治療，33（3），p.435-438，2016.
3) 小川朝生：急性期病院における認知症患者の入院の実情
   http://www.fujitsu.com/downloads/JP/archive/imgjp/group/fri/report/elderly-health/siryo4_ogawa20131018.pdf（2018年4月25日確認）
4) 日本緩和医療学会専門的・横断的緩和ケア推進委員会：緩和ケアチーム活動の手引き第2版，p.3-4，2013.
5) 戸谷幸佳，田中志子，山口晴保他：入院病床における認知症サポートチームによる介入の現状と効果，第24回日本慢性期医療学会プログラム集，p.44，2016.

5-7

急性期医療における「痛み」とリハビリテーション

聖隷クリストファー大学リハビリテーション学部 准教授/理学療法士　**金原　一宏** Kazuhiro Kinpara

認知症患者は、記憶・見当識・判断力の障害を中核症状として、徘徊・妄想・取り繕い・不安等の行動・心理症状などの周辺症状（以下：BPSD）が出現します。急性期医療の痛みの原因は、主として炎症です。

この「痛み」には、組織損傷を伴う侵害刺激を中枢に伝える「一次痛」と、組織損傷後の炎症メディエーター等の影響による「二次痛」があります。急性期医療における「痛み」と、それに対するリハビリテーションでは、「炎症による痛みが認知症患者にどのように関連するか」を踏まえ、捉えていくことが重要です。

本稿では、高齢者の急性期医療において多く発症し、強い痛みを訴える大腿骨頸部骨折を取り上げ、大腿骨頸部骨折を罹患した認知症患者における「痛み」とリハビリテーションについて解説します。

認知症患者の大腿骨頸部骨折 受傷直後と手術後の痛み

● 訴えがないこともある「骨折受傷直後の痛み」

認知症患者は、大腿骨頸部骨折を受傷しても痛みを訴えないことがあります。このような患者の対応はどのようにすべきでしょうか。骨折の可能性がある限り、痛みの有無にかかわらず骨折の有無の評価をします。方法は「形態」や「動作」から判断します。形態では、足の長さが異なり、脚長差が生じていること、そして股関節周囲の炎症に注目します。動作では、足を引きずって歩けないこと、また荷重は患側にかけず、健側に荷重する傾向から判断できます。

図1 炎症過程

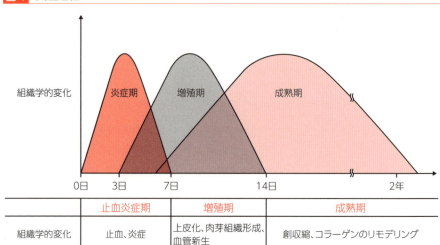

●「手術後の痛み」の捉え方

　手術後の痛みは、手術部位の炎症が原因です。これは手術方法にもよりますが、例えば大腿骨頸部骨折の手術では、CHS（compression hip screw）か人工骨頭置換術が多く施行されます。いずれも大転子の外側周辺を切開するので、術中操作による外側広筋と大腿筋膜張筋への侵襲の痛みが手術後に表れます。術後の経過や股・膝関節運動、マッサージなどにより改善します。

　また、大転子に骨折があると中・小殿筋（股関節外転運動で痛みが生じる）に、小転子に骨折があると腸腰筋（股関節屈曲運動で痛みが生じる）を収縮させた際に痛みが生じます。この痛みは骨癒合とともに軽減します。

　手術後は、廃用症候群の予防のため、ギャッチアップベッドにて身体を起こすようにしますが、これは股関節を屈曲し、手術部位に機械的な伸長ストレスが生じ、痛みが伴います。また、ギャッチアップによる長坐位から端坐位に変わる際、股関節外転運動と膝関節屈曲運動が生じます。このとき、大転子部周辺に起始停止を持つ筋群の収縮と伸長により、痛みが生じます。しかし、手術後の組織癒着は関節可動域制限（拘縮）の原因になるため、この運動は組織癒着予防のためにも必要な訓練プログラムです。

●「炎症過程」を理解して的確なケアを

　このプログラムを行う際には、「炎症過程（図1）」を知ることが大切です。

組織における炎症過程は、①止血炎症期、②増殖期、③成熟期があります。

①止血炎症期：術後〜7日ごろまでは、炎症メディエーターが手術部位にあり、動かすと炎症が増強します。この時期の炎症は、止血作用が中心になります。治療は「寒冷療法」が適応になります。

②増殖期：術後3〜14日で、血管新生や肉芽組織増殖がされます。この時期は「温熱療法」が適応になります。

③成熟期：術後7日以上は成熟期で、創収縮、コラーゲンのリモデリングがなされます。この時期は「温熱療法」が適応になります。

　止血炎症期と増殖期は、特に痛みを伴いますが、炎症の反応が異なります。止血炎症期では「動きを最低限」とします。逆に増殖期では「動きを増やしていくこと」で治癒に向かいます。増殖期での運動は、組織治癒の促進につながり、痛みは軽減していきます。そのため温熱療法を行い、動きを促していくことが大切になります。

認知症患者の「痛み」の訴え方

　認知症の種類には、大きく分けて、アルツハイマー型認知症、レビー小体型認知症、前頭側頭型認知症、血管性認知症の4つがあり、各々認知症の症状には、それぞれ特徴があります。この特徴は、痛みの表現に関連する可能性があります。認知症患者では、中核症状に加え、BPSDの症状も評価をする必要があります。BPSDには、不安・焦燥・抑うつの心理症状があり、一般的に痛みを感じると不安や抑うつは生じます。認知症患者でも痛みによる不安や抑うつが生じることに加えて、認知症の種類や進行度によって、痛みを強く表現する患者や認知機能の低下で痛みを弱く表現をする患者もいます。このように痛みの表現については、認知症の種類や中核症状、BPSDを踏まえ、患者の痛みの表現を評価し解釈すべきです。

● 動作と痛みの関係

　手術翌日から1週間程度の認知症患者の術後の痛みでは「動作」に注目します。例えば、立ちが上がり動作では、この時期の痛みが炎症に関連しているので特徴的な行動が見られます。痛みを感じる認知症患者は、痛みを感じないよう健側下肢に荷重して立ち上がり動作を行い、痛みを回避するのです。このとき、痛みで筋力低下を生じやすく、立ち上がり動作や立位保持で膝折

れが生じる可能性もあるので、適切な介助が必要です。

● リハビリテーションと痛みの関係

　認知症患者の痛みのアセスメントは、ADL能力、運動機能（筋力・痛み・骨折後の状況）、体力（バイタルサイン・運動量・栄養状態）、精神状況・感情（問題行動・抑うつ等）、認知（質問式・行動観察式の知能尺度）、環境（介護者の負担・在宅や施設の安全等）を情報収集します。

　リハビリテーションの目標は、QOLを高め、その人らしく生きることです。「ADL能力」「精神状況・感情面」「認知機能」それぞれの維持・改善、介護負担の軽減、介護資源の活用について方針を決定します。治療は、「ADL能力向上」「体力」「骨折後」「痛み」「問題行動軽減」「在宅復帰」など、それぞれへのアプローチをするとともに、趣味・コミュニケーションの場の提供を実施します。

痛みのある認知症患者への
リハビリテーションの進め方

● 意欲の低下した認知症患者への対応

　認知障害が重度の患者は意欲が低下しています。このような意欲の低下した認知症患者では、リハビリテーションへの理解が得られないため、詳細な説明を必要としない基本的な移乗・移動動作やADL動作をプログラムとして実施します。例えば、食事のときに誘導をするため起き上がり動作や立ち上がり動作、歩行訓練を行います。認知症患者は、意味記憶やエピソード記憶は低下しても、手続き記憶は残存していることが多く、道具を用いた運動は、わかりやすい手がかりになります。

　具体的な例として、上肢体幹では雑巾がけの強度を調整しながら筋力増強訓練として行い、下肢では杖を持たせて歩行訓練をします。指示はできる限り簡潔に、繰り返し行います。運動の目的を説明することは、患者に混乱を招くこともありますが、細かな運動指示ではなく、「誰かに会いに行く」などの目的のある動作を指示すると理解してもらいやすいでしょう。また「座らないでください」という否定の形を用いるよりも、「立っていてください」という肯定的な指示がわかりやすいようです。

　患者に顔を覚えてもらえるよう相槌を打つなど工夫して、患者が心地よく

過ごしてもらえるように信頼関係を築きます。患者の話す内容を否定せずに対応します。例えば、徘徊をする患者に対して、「今日は日曜日ですから仕事はお休みですよ」というように目先を変えることが重要です。

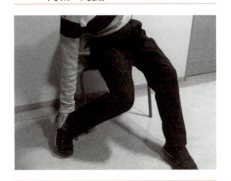

図2 脱臼肢位：後方侵入（股関節屈曲・内転・内旋）

● **大腿骨頸部骨折を罹患した認知症患者のリハビリテーション**

大腿骨頸部骨折を罹患した認知症患者のリハビリテーションは、認知レベルに合わせた治療プログラムの修正が必要です。術後のせん妄や不穏によりベッドから転落し、股関節脱臼や再骨折を招く可能性もあります。

人工骨頭置換術後の注意点に「脱臼肢位」（図2）があります。離床の際やADL動作訓練では特に注意が必要です。脱臼肢位は術式により異なり、術式には前方侵入と後方侵入があります。前方侵入は股関節伸展・外旋・内転、後方侵入は股関節屈曲・内旋・内転が脱臼肢位となります。

治療は、適切な生活リズムの確保と感情面の安定につながる日中の運動です。痛みのある認知症患者には、痛みに注目させず、運動により五感を使って感情反応を促通し、脳を賦活していきます。認知症患者の運動プログラムは、記憶課題や計算課題を実施しながら運動を行う「二重課題・トレーニング（デュアルタスク・トレーニング）」を行うことで、全般的な認知機能の保持効果に加え身体機能向上に効果があります。

実際の日常生活動作は、集中しながら1つの課題だけを行うことは少なく、複数の課題を同時に無意識に行っています。この2つ以上の課題を遂行することを「二重課題」と言います。この機能は脳機能により遂行できるかできないかが変わります。そして認知症の人は、この二重課題の遂行能力が低下しています。

例えば、上肢で行う二重課題に「1人じゃんけん」があり、下肢では「ステッピングエクササイズ」があります（図3）。前者では「右手が勝つ」というルールを決めて1人でじゃんけんをします。後者は立位でも端坐位でも行えます。なるべく早く足踏みをしながら「野菜の名前」「動物の名前」などを

5-7 急性期医療における「痛み」とリハビリテーション | 135

図3 二重課題・トレーニング

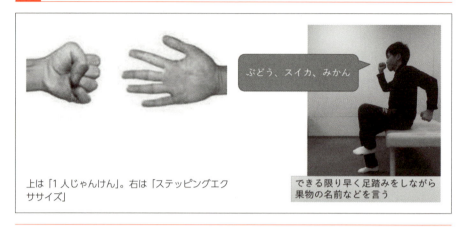

上は「1人じゃんけん」。右は「ステッピングエクササイズ」

できる限り早く足踏みをしながら果物の名前などを言う

指定して単語を思い浮かべ、声に出します。このステッピングエクササイズは、治療が進み、身体機能が向上するとともに課題の難易度を変更させ、歩行しながら行うことも効果的です。

● 病棟内の生活動作の拡大のポイント

　リハビリテーションの内容は、患者がどのような生きがいを持っていたか、何が好きであるかなど、嗜好を情報収集してADL動作に関連付けて運動することも重要です。

　終日徘徊をしようとする患者を例にあげます。徘徊は、離院・家出による事故の恐れが生じます。これは介護者の緊張を高め、退院後の家庭介護を困難にします。しかし、このような徘徊をする患者でも、なじんだ人との交流により徘徊を中断することがわかっています。根気強く患者と「関わり」を持つことが重要です。

　一方、徘徊は運動ですので筋力増強訓練に成りえます。徘徊時間を管理しつつ栄養状態にも配慮することで身体機能は維持・向上します。このように徘徊をやめさせるよりは、いかに安全に徘徊をしてもらうかを検討することが現実的であり、ポイントになります。病棟内の生活動作の拡大は、患者の行う動作を生かすことです。

● 退院支援におけるポイント

　認知症患者の退院支援においては、患者本人と家族の介護負担を考慮して、社会的サービスを利用することが大切です。大腿骨頸部骨折を罹患した認知

症患者のカンファレンスは、退院後の治療を含めたミーティングです。患者・家族への指導では、患者に安心感を与える話し方で運動実施方法を説明します。そして、これまでの治療経過等の情報を、ケアマネジャーや訪問看護師に伝達します。看護師は、入院中の患者を観察して得られた情報を家族の情報と共に、正確に他職種へ伝えます。退院後の生活では、患者と家族をどう支えるか、チーム医療のまとめ役として機能する必要もあります。

＊

　急性期医療における「痛み」は、患者の心身機能が評価された適切なプログラムを作成して実施されなければなりません。認知症患者では、ゴール設定が困難なため治療目的が曖昧になり、漠然とリハビリテーションを行うことにつながりやすい傾向にあります。臨床場面では運動機能以外の精神機能についてもしっかりと評価すべきです。

　認知症患者の組織治癒を促進するよう炎症の時期を把握し、簡潔かつ適切な指示の下、効果的な二重課題・トレーニング等を行い、急性期医療における「痛み」をリハビリテーションで改善します。

【参考文献】

1）松原貴子, 沖田実, 森岡周：pain rehabilitation, 三輪書店, p.86, 2013.
2）石井清一他：標準整形外科学第 8 版, 医学書院, p.658-663, 2002.
3）林泰史：大腿骨頚部骨折後のリハビリテーション, 真興交易（株）医書出版部, p.15, 2009.
4）神野哲也：ビジュアル実践リハ 整形外科リハビリテーション, 羊土社, p.208-209, 2013.
5）前掲書 3）, p.78

5-7　急性期医療における「痛み」とリハビリテーション　137

5-8

エンド・オブ・ライフにおける認知症の人の「痛み」のケア

国立長寿医療研究センター看護部/老人看護専門看護師 **高梨 早苗** Sanae Takanashi

「エンド・オブ・ライフケア」とはどの時期に行われるケアだと思いますか？ 「エンド・オブ・ライフ」の時期や状態は国によってさまざまであり、世界的に統一された定義はないのが現状です。

長江らは「エンド・オブ・ライフケアとは、診断名、健康状態、年齢にかかわらず、差し迫った死、あるいはいつかは来る死について考える人が、生が終わる時まで最善の生を生きることができるように支援すること」と定義しています[1]。

認知症は、いずれ死に至る病であり、さまざまな苦痛を生じることから、認知症の人は全期を通してエンド・オブ・ライフケアの対象と考えられています。エンド・オブ・ライフケアの対象である認知症の人は、認知機能障害の進行とともに、本人の体から発せられるサインが微弱となり、本人の意思を確認するのが容易でなくなってきます。すると、看護師は「本人がどのように過ごしたいと思っているのか」「どのようなケアを望んでいるのか」と、日々悩みながら関わることになります。

また「認知症だから」という周囲の人の先入観や偏見のために、認知症の人の「痛み」の症状が過小評価されてしまい、十分に緩和がはかられないこともあります。そして、認知症の人の意思よりも家族の意向が優先されてしまうという倫理的課題もあります。

本稿では、認知症の人のエンド・オブ・ライフにおける「痛み」のケアについて、実践例を交えて考えていきたいと思います。

ステージによって異なる認知症の人の「痛み」

認知症の人の痛みは、認知症のステージにより異なります。認知症のス

テージが軽度から中等度レベルでは、認知機能が低下していない人と同じように痛みを表現できる可能性が高いと言われています[2]。

しかし、認知機能障害の進行とともに、本人の言語による意思表出は難しくなります。さらに「認知症の人は痛みや苦痛を感じない」と誤解している人、それは家族だけでなく、医療関係者でも少なくないため、適切に苦痛緩和がはかられていないこともよくあります。

実際、「認知症高齢者の痛みのマネジメント」に関する調査では、大腿骨骨折の治療経過の中で認知症群の鎮痛薬の使用量の少なさ[3]や、認知症の重症度が高いほど鎮痛薬を使用している患者の割合が低いこと[4]が明らかとなっています。

認知症の人の「痛み」の評価

認知症の人の「痛み」の評価は主観的評価が中心であることはいうまでもありませんが、認知症のステージによっては主観的評価が難しくなることもあります。

例えば、軽度の認知症の人では VAS や NRS などの主観的な評価方法が可能です。しかし、病状が進行して中等度になると、このような評価方法は難しくなります。

さらに重度から終末期の認知症の人は、言語や体から発せられるサインによる主観的評価がきわめて難しくなります。そのため、「息づかい」「表情」「発声」「体の硬直」「落ち着かない」「怒りっぽい」などの状態を客観的に観察し、評価していくことが必要になります。客観的評価方法には、Pain assessment in advanced dementia（PAINAD）[5]や Abbey pain scale[6]、DOLOPLUS-2[7]などがあります。

認知症の人の「痛み」を捉えなおした
A さんのケース

それではエンド・オブ・ライフ期を迎えた認知症の A さんの事例を紹介します。A さんは 92 歳の女性で、既に夫とは死別しています。現在は長男夫婦と同居しています。

5-8　エンド・オブ・ライフにおける認知症の人の「痛み」のケア｜139

＜入院までの経過と入院後の方針＞

　Ａさんは、１年くらい前から長年していた洋裁をしなくなり、もの忘れも目立つようになりました。家族の勧めで認知症疾患医療センターを受診し、アルツハイマー型認知症と診断され、生活環境の見直しが行われました。そしてデイサービスに行きはじめ、抗認知症薬が開始されました。

　今回の入院の１カ月前より、食欲が低下して、臥床で過ごすことが多くなり、その原因を調べるために入院となりました。

　精査の結果、Ａさんは膵臓がん・肝転移が判明し、予後は１カ月くらいと見込まれました。家族は告知を望まず、緩和ケアを中心に行っていくことになりました。

＜医療側に伝わらないＡさんの「痛み」＞

　Ａさんは、入院当初は腹痛を訴えていたため、それに対して座薬を使用していました。呼びかけには開眼し、意思疎通はできていましたが、次第に会話がちぐはぐになってきました。

　空をつかむ動作が見られだし、常に「う～」「あ～」「草が……」と言っています。しかし、医療者側は「Ａさんは痛いと言わない」「痛くなさそうなときもある」という視点でいたため、Ａさんには積極的に鎮痛薬は使われていませんでした。

　ところが、Ａさんの様子を見た家族は
「がんの末期はこんなに苦しいものなのでしょうか」
「こんな意味不明なことを言って、どうなっていくのでしょうか」
と不安げでした。

＜Ａさんの「痛み」のアセスメントは十分だったのか？＞

　Ａさんはアルツハイマー型の認知症と診断されてから１年くらい経過していて、入院する前の生活状況や認知機能検査の結果からは「初期から軽度の段階」と考えられていました。前述しましたが、この段階では、認知症の人であっても、多くの人が言語的・非言語的の両方の方法で痛みを訴えることができます。

　Ａさんの場合、膵臓がんの大きさや部位から「内臓痛や神経障害性疼痛は存在していた」と推測できます。しかし、Ａさんが認知症と診断を受けていたことや「痛くなさそうなときもある」という医療者の見方によって、Ａさんの「痛み」は適切に評価されていなかったのではないかと考えられます。

また、A さんの「草が……」などの意味不明な言動を BPSD と捉えたり、「がんの末期だから仕方がない」という医療者側の勝手な思い込みもあったのではないでしょうか。

＜A さんの「痛み」を捉えなおした結果＞

医療者は、A さんの膵臓がん・肝転移、認知症の病態を捉えなおし、「痛みのマネジメントが不十分である」と共通認識を持ちました。

そこで、家族と相談し、A さんに医療用麻薬を使用することや痛みの様子を丁寧にモニタリングすること、体位の工夫やケアの見直しなどを行っていきました。

その結果、A さんは眉間のしわがなくなり、意味不明な言動を発することもなくなりました。

＜A さんから学んだこと＞

A さんの認知症は末期ではありませんでしたが、92 歳という年齢や膵臓がん・肝転移の影響から、A さんは、痛みを「痛い」という言葉ではなく「う～」「あ～」「草が……」という言葉やサインで表出されていたのだと思います。A さんのケースから、認知症の人が「痛み」で発する微弱なサインを見逃さないためにも、「自分は思い込んでいないか」と自分に問いかけ、多職種でディスカッションする機会を持つことが重要だと考えました。

エンド・オブ・ライフの認知症の人の「痛み」を感じるために

本書では、第 3 章で「認知症の人の痛みのアセスメント」について詳しく解説されています。認知症の人の痛みを感じるための基本的な視点は、エンド・オブ・ライフの認知症の人でなくても同じです。しかし、エンド・オブ・ライフの認知症の人だからこそ、特に注意したい点はあります。

前述したように、まず、その認知症の人に「痛みがあるか、ないか」ではなく、「痛みがあるかもしれない」というスタンスで、様子を丁寧に観察していくことです。そして、「息づかい」「表情」「発声」「体の硬直」「落ち着かない」「怒りっぽい」などの状態を、客観的に観察して評価していくことがとても重要になります。

認知症の人は、痛みや苦しさ、不快感を、落ち着かなさや怒りっぽさなど

5-8 エンド・オブ・ライフにおける認知症の人の「痛み」のケア｜141

で表出することがあり、それをBPSDとして評価して向精神薬などの処方に
つなぐ——それでは、痛みや苦しさ、不快感といった本人の訴えに介入した
ことにはなりません。痛みの早期発見には、多角的なアセスメントと適切な
介入が必要であり、そのためには「多職種連携」が不可欠です。

　特に、体のサインを出しにくくなっているエンド・オブ・ライフの認知症
の人では、看護職だけの判断ではなく、家族も含めた、さまざまな職種の人
が認知症の人に関わり、「今、痛いのではないか」という視点で接することが
非常に重要といえるでしょう。

【引用・参考文献】

1）長江弘子：エンド・オブ・ライフケアをめぐる言葉の整理，看護実践にいかすエンド・オブ・ライフケ
ア，日本看護協会出版会，p.2-9，2014.
2）小川朝生訳，Ed. Victor Pace，Adrian Treloar，Sharon Scott：認知症における身体症状評価の原則，
武田雅俊監修，小川朝生，篠崎和弘編，認知症の緩和ケア，新興医学出版社，p.117-138，2015.
3）Morrison RS, Siu AL：A comparison of pain and its treatment in advanced dementia and cognitively
intact patients with hip fracture, Journal of Pain and Symptom Management, 19（4），p.240-248, 2000.
4）Reynolde KS, Hanson LC, DeVellis RF, et al.：Disparities in pain managements between cognitively
intact and cognitively impaired nursing home residents, Journal of Pain and Symptom Management,
35（4），p.388-396, 2008.
5）Warden V, Hurley AC, Volicer L：Development and psychometric evaluation of the Pain Assess-
ment in Advanced Dementia（PAINAD）scale, Journal of the American Medical Directors Associa-
tion, 4（1），p.9-15, 2003.
6）Abbey J, Piller N, Bellis AD, et al.：The Abbey pain scale：a 1-minute numerical indicator for peaple
with end-stage dementia. International Journal of Palliative Nursing, 10（1），p.6-13, 2004.
7）Chiaki ANDO, Michiko HISHINUMA et. al.：Development of the Japanese DOLOPLUS-2：A pain
assessment scale for the elderly with Alzheimer's disease, Psychogeriatrics, 10, p.131-137, 2010.

第 **6** 章

在宅・施設における
認知症の人の「痛み」のケア

1 地域における認知症の人の「痛み」のケア

2 在宅における
認知症の人の「痛み」のケア

3 高齢者施設における
認知症の人の「痛み」のケア

4 「痛み」への集学的アプローチと
本人・家族への生活指導

6-1

地域における認知症の人の「痛み」のケア

浜松医科大学看護学部臨床看護学講座　**古田 良江**　Yoshie Furuta

浜松医科大学看護学部 教授　**鈴木 みずえ**　Mizue Suzuki

　地域高齢者の6～7割の人は慢性痛があるといわれ[1)2)3)]、足腰の痛みの訴えが多く、平成28年度国民生活基礎調査では高齢者（65歳以上）で足腰の痛みがある人は男性21.0%・女性26.6%です。足腰の痛みは、外出や身体活動を阻害させるため、健康日本21では足腰の痛みの割合を減少させることが目標に掲げられています[4)]。

　認知症の人は、痛みを感じても忘れてしまうことや痛みを言葉で訴えられないことがあり、痛みの対処ができずに、ADL低下やQOL低下を起こすことが考えられます。さらに、痛みにより体を動かさなくなると、不安や抑うつなど精神面での影響が懸念され、身体面では循環不全や関節拘縮が痛みを悪化させてしまうことが考えられます。

　本稿では、地域で暮らす、軽度認知機能障害や軽度認知症の人ができる認知症予防のためのケアについて述べます。

膝と腰の 「痛み」 に対処する

◉ 膝が痛い～変形性膝関節症

　足の痛みの原因となる主な疾患に変形性膝関節症があります。60歳以上では男性47.0%・女性70.2%で、80歳以上では男性50%・女性80%以上といわれ[5)]、高齢者に多いのは、軟骨の加齢的変化（退行変性）による摩擦が、疾患の原因であるためと考えられます。疾患のコントロール可能な治療法はなく、対症療法を行うのが実情で、除痛には、炎症の鎮静化、荷重ストレスの軽減、適切な荷重分散の是正が必要であると考えられています[6)]。

144　第6章　在宅・施設における認知症の人の 「痛み」 のケア

痛みは「動作開始時と階段昇降時に誘発されることが多い」と言われています[7]。認知症の人が動作や移動がスムーズにできない場合は、痛みを訴えていなくても、痛みを感じている可能性があります。そのときは痛みを予防することや緩和する工夫が必要です。立ち上がりを助けようと手をひっぱったり、背中を押したりすると痛みが誘発される可能性があります。座面に浅く座りなおしてから立ち上がることや、階段昇降時は手すりを使うことで膝への荷重を軽減できます。

◉ 腰が痛い〜変形性腰椎症と骨粗鬆症よる骨折

腰の痛みの原因となる主な疾患には変形性腰椎症と骨粗鬆症による骨折があります。変形性腰椎症は椎間板の加齢的変化によるものです。痛みは、起床時や同一姿勢での長期の作業で悪化するといわれています[8]。認知症の人は、実行機能障害から目的に合わせた動きが自分でできず、長時間、同一姿勢で過ごすことがあります。そこで「起床時には腰まわりのストレッチをしてから起き上がる（片足ずつ両手で体幹に引き寄せるなど）」「同じ姿勢を続けない」などを指導する工夫が必要です。

骨粗鬆症は骨の加齢的変化ですが、骨粗鬆症自体が痛みを伴うことは少ないといわれています。そのため骨折予防が重要です。ささいな衝撃が骨折につながることがあるので、椅子に座るときには、ゆっくりと座る工夫が必要です。座面が低い椅子に座るときには特に注意が必要です。肘掛などにつかまりながら、おじぎをするように座ると衝撃が少なくなります。また、安静時にも腰痛がある場合は内臓疾患が疑われ、下肢痛を伴う場合は神経の圧迫が考えられます[9]。間欠跛行（脊柱管狭窄症の症状）が見られる場合は、足背動脈の触知を確認することで閉塞性動脈硬化症との鑑別を行います。

◉ 膝や腰が曲がると姿勢バランスが悪くなる

変形性膝関節症は膝関節の屈曲拘縮が起こりやすく、変形性腰椎症や圧迫骨折は円背が起こりやすくなり、姿勢バランスが悪くなります。姿勢バランスが悪くなると、ちょっとした移動でバランスを崩すことがあり、転倒につながりやすくなります。

重さのあるリュックサック型体幹装具を装着することで腰背痛と姿勢の改善がみられたという研究もありますが[10]、まずは体を伸ばすことを日常に取り入れてみましょう。

背くらべの要領で、壁に白紙を頭の上の高さに貼り、手をのばして印と日

付を書きます。背伸びくらべです。痛みが出ない範囲でゆっくりと転倒しないように伸ばします。昨日と今日を比べたり、家族と比べたりして、楽しみながら行っていただきたいと思います。

痛み予防のために「体を動かす」

　認知症の人が慢性痛のために安静にすることは、筋萎縮や神経機能の異常を引き起こすといわれています[11]。筆者が地域の虚弱高齢者を対象に行った調査では、痛みを緩和するためのセルフケアの中で体を動かしている人が多くいました[12]。「歩く」「散歩」が手軽でよいようです。「動く前は気が進まないけど、動き始めると気持ちいいから続けているよ」と話す人もいます。歩行習慣化プログラムで認知機能の改善が報告されており[13]、動くことは痛みや認知機能低下を予防します。「健康寿命をのばそう」をスローガンに行われている厚生労働省の国民運動スマートライフプロジェクトでは「プラス10分の運動」が推進され、健康日本21（第二次）では、65歳以上の歩数の目標を男性7000歩・女性6000歩としています[14]。

　ただし、活動量は「痛み」の程度や体調により調節する必要があります。歩行時の痛みが強いときには、杖を使うことにより、膝や腰への負担を軽減します。杖を使用する場合は、正しく使い（人差し指と中指で挟んで持つ、手を横に下ろしたときに手首の位置に柄になる高さにするなど）、先端部（石突き）のゴムがすりへっていないか点検することが大切です。

　また、地域包括支援センターでは要支援や要介護になる可能性の高い人を対象に運動機能向上教室の紹介をしています。この運動プログラムで痛みの軽減が得られる可能性があるとの報告もあります[15]。

　痛みの予防、緩和を行いつつ体を動かし、サルコペニア（骨格筋の減少と筋力低下の状態）や、ロコモティブシンドローム（運動器の障害によって移動機能が低下した状態）、そしてフレイル（虚弱、健康障害に陥りやすい状態）を予防することが健康寿命の延伸につながると考えられます。

痛み止めはいつ飲んだか？　湿布はいつ貼ったか？

　地域で暮らす認知症の人は、独居や老老介護、認認介護といわれる暮らし

をされている人が多くいます。その中で「薬剤管理」は重要です。湿布を何日も貼付したままにする、重複して鎮痛剤を飲んでしまう、これらが起こらない工夫をします。

例えば、湿布に日付を記入して貼付する。鎮痛剤は1種類にして個数を決めて家庭に常備する。服用したときはカレンダーに時間を記入するなどが考えられます。

また、湿布剤には、パップ剤とテープ剤がありますが、テープ剤は粘着力が強いので皮膚へのダメージを考慮する必要があります[16]。気管支喘息の人にはNSAIDsの湿布（モーラスパップ、ロキソニンパップなど）は禁忌なのでサリチル酸メチル製剤を使うことになります[17]。

生活全体を見直すことの大切さ

痛みの程度は、不眠・不安・悲嘆・抑うつ・退屈・孤独感などから感じやすくなり、安眠・理解・ふれあい・くつろぎ・創造的活動などにより感じにくくなるといわれています[18]。認知症ケアのパーソン・センタード・ケアでは心理的ニーズ（くつろぎ・アイデンティティ・結びつき・たずさわること・共にあること）が満たされることが、認知症の人のよい状態につながるために、痛みも感じにくくなるといえるでしょう[19]。

痛みがあるときは活動が低下しがちになりますが、過度な安静を避けるためにも痛みの程度を評価することは大切です。認知症の人で言葉を理解できる人では、痛みの程度は数字で評価するよりも言葉（VDS：痛みなし／かすかな痛み／軽い痛み／中くらいの痛み／強い痛み／非常に強い痛み／想像できる最も強い痛み）のほうが評価しやすいといわれています[20]。また、痛みを言葉で表現していただくことで、不安や抑うつが軽減され、痛みの緩和につながる可能性があります。

痛みの姿勢や動作が関連しているので、使っている椅子の高さ、靴の中敷（左右を逆に履くのもよくありません。間違えないように中敷に印をつけるとよいでしょう）、ベッドの硬さなどを見直すことで痛みが緩和される場合もあります。認知症の人は、これらの生活環境の不具合に気づかず、苦痛や痛みにつながっている可能性があります。

生活全体を見直し、痛みを完全に消失させることを目標にするのではなく、

6-1　地域における認知症の人の「痛み」のケア　147

痛みと付き合いながら体を動かし、地域で暮らしを継続することが健康寿命を維持することにつながります。

　そのために、看護職は多職種と連携して、地域包括支援センター・介護予防事業・保健所・訪問看護・外来・病棟などさまざまな場で、認知症の人の痛みについてのケアの実践が期待されます。

【引用・参考文献】

1）笠井恭子他：在宅高齢者の主観健康感と痛みとの関連，富山医科薬科大学大学看護学会誌第4号，p.13-21，2001.
2）赤嶺伊都子他：地域高齢者へのペインマネジメントの導入，沖縄県立看護大学紀要第3号，p.25-31，2002.
3）古田良江他：在宅虚弱高齢者である二次予防事業参加者の疼痛有症率と疼痛の状況が健康関連QOLに及ぼす影響，老年看護学，18（2），p.48-57，2014.
4）厚生労働省：平成28年国民生活基礎調査：Ⅲ世帯員の健康状態，1自覚症状の状況
5）Muraki, S. et, al：Prevalence, radiograohic, Knee, osteoarthritis, and, its, association, with, knee, pain, in, the, elderly, of, Japanese, population-based, cohorts, the, ROAD, study. Osteroarthritis, Cartilage, 17, p.1137-1143, 2009.
6）浜田大輔他：高齢者膝痛の診断，MB，Orthop，29（3），p.53-60，2016.
7）原田孝他：膝の痛みと理学療法・リハビリテーション，ペインクリニック，23（4），p.493-500，2002.
8）田口敏彦：高齢者の腰痛の病態と診断，Geriatric，Medicine，45（8），p.959-963，2007.
9）大江隆史：腰痛・膝痛・姿勢バランス障害を抱える患者への対応，診断と治療，102（3），p.406-411，2014.
10）田中清和他：脊柱後彎変形に対するリュックサック型体幹装具の効果―骨粗鬆症による胸腰椎圧迫骨折症例への使用経験，リハビリテーション医学，37（2），p.106-109，2000.
11）牛田享宏：痛みのメカニズムに応じた集学的治療，臨床整形外科，51（11），p.1066-1068，2016.
12）古田良江他：介護予防事業参加者の痛みが健康関連QOLに及ぼす影響と緩和対策の実態，日本早期認知症学会誌，7（2），p.26-35，2014.
13）山口智晴他：認知症予防のリハビリテーション：地域高齢者の歩行習慣化プログラム―高崎ひらめきウォーキング教室―，MB Medical Rehabilitation，164，p.79-84，2013.
14）平成29年9月6日，健康日本21（第二次）推進専門委員会
15）平瀬達哉他：地域在住高齢者における痛みによる日常生活活動制限の違いが運動介入効果に及ぼす影響―痛み，運動機能，身体活動量を指標として，日本ペインリハビリテーション学会，5（1），p.43-48，2015.
16）大谷道輝：モーラスパップはテープと違うのか？　そもそもパップ剤とテープ剤の違いは何？，月刊薬事，58（15），p.57-61，2016.
17）笠井裕一：貼付剤（シップ薬）の選び方，Modern Physician，35（3），p.347-348，2015.
18）日本緩和医療学会：看護師用痛みの教育コンテンツver.1，「疼痛閾値に影響する心理的・社会的要因」
19）鈴木みずえ：認知症の看護・介護に役立つ　よくわかるパーソン・センタード・ケア，池田書店，p.40，2017.
20）Auret KA, Toye C, Goucke R, Kristjanson LJ, Bruce D, Schug S：Development and testing of a modified version of the brief pain inventory for use in residential aged care facilities，J Am Geriatr Soc，56（2），p.301-306，2008.

6-2

在宅における認知症の人の「痛み」のケア

医療法人社団圭恵会すずらんクリニック看護師長／緩和ケア認定看護師　**水島 妙** Tae Mizushima

　「すずらんクリック」（院長・竹内圭志、以下：当院）は、千葉市緑区において、在宅療養支援診療所として、24時間365日の在宅医療を提供しています。慢性疾患や認知症により通院困難な患者だけでなく、がんや重度の神経疾患の患者やその家族に対しても、できるだけ長く住み慣れた環境で過ごしていただけるよう、サポートしています。

　当院の特徴として、認知症デイケアを併設していることや「緩和ケア」に力を入れていることが挙げられます。また、高齢者にとって大切な「食べること」を支えるために、管理栄養士・医師・歯科医師・看護師・歯科衛生士・作業療法士などの院内の医療スタッフが職種を超えて連携するNST活動にも取り組んでいます。

在宅療養における「痛み」の意味

　在宅療養を選択し、訪問診療や訪問看護が導入となった際に、患者・家族は「穏やかに過ごせるのであれば、できる限り自宅で過ごしたい」と希望されます。そして、「痛みなどに苦しむようになったとき」「食べられなくなったとき」「下の世話が必要になったとき」が病院に行くタイミングだ、と考えていることが多いようです。

　これは抱える疾患は違っても在宅療養を選択する患者・家族の多くに共通している考えです。そのため私たち、在宅における医療従事者は、患者・家族が穏やかに過ごせるように支援することが期待されています。

　特に「痛み」に関しては切実で、「できる限り痛みはとってほしい」「痛みだけは何とかしてほしい」と希望されることが多くみられます。「痛みは主観

的なもの」と言われており、そのため私たちは疼痛コントロールの際には、客観的な項目よりも主観的な項目として痛みの部位や種類・程度、痛みの持続時間を確認しています。それに加えて、鎮痛薬が多種開発されているので、薬剤の効果と副作用を繰り返し確認し、評価しながら調整しています。

　一方、認知症患者の多くは痛みを感じていたとしても明確に痛みを訴えることができません。脳の障害の部位によっては痛み自体を認識できず、痛みを感じていないときもあります。したがって、「認知症患者本人の訴えがないから痛みがない」と決めつけることは危険です。

認知症患者の「痛み」に在宅で対処する

　今回、当院において訪問診療と訪問看護の両面から関わり、疼痛コントロールが良好に進んだ1例を振り返り、在宅における認知症患者の疼痛コントロールについて考えます。

[事例：Aさん/90歳代女性/右舌縁がん、アルツハイマー型認知症]

　Aさんは息子夫婦と孫と同居している。主介護者は嫁（看護師）で、キーパーソンは息子。社交的な性格で外出好き。食事は1日2食。午前10時過ぎに起きて食事をとった後、近所の友人の家に遊びに行き、夕方帰宅するのが日課だった。なお、内服は家族によって管理されている。

　Aさんは、その場のやりとりは問題なく行えるが、短期記憶は著しく障害されている。「痛み」についてはNRSやフェイススケールで確認している。当初家族は「食べられなくなったら入院」と考えていたが、Aさん本人は入院を嫌がり、その意向に添いたい気持ちと経済的な理由で、施設入所や入院は困難であるため、できる限り自宅で過ごさせたいと考えている。

〈痛みが強くなり、食事摂取量の減少が続く〉

　Aさんは2016年11月に舌痛を自覚し、精査すると、右舌縁に潰瘍部20mm、硬結部25mmを超える腫瘤を認めた。

　2017年1月、積極的治療はせず、緩和医療が選択され、同時に在宅医療の希望があり、当院による訪問診療と訪問看護が導入された。

　2月、オキシコドン10mg、ALB3.7、Hb13.2。Aさんは「食べるときや舌を動かしたとき、たまに痛い」「触らなければ痛くない」と話した。NRSは3〜4。痛みのレスキューとして、オキノーム2.5mgを内服していたが、

眠気が出るため使用を控え、カロナール200 mgの内服、効果がなければオキノーム内服の指示に変更した。食事摂取量がやや低下したため、補食としてエンシュア・H 250 mLを1日1缶摂取してもらった。

3月、「痛くないときもある。前より痛いかな」「なんで痛いのだろう」と話し、NRSは5。痛みにより食事摂取量の低下がみられ、エンシュア・H 250〜500 mL/日にて補食。また食前にカロナール200 mgの内服を開始。

4月、腫瘍増大。息子も「少しずつ、がんが大きくなっているよね」と話す。夜間、舌の痛みで起きてきたら、レスキューとしてオキノームの内服をすることに変更した。このころ眠気は日中うとうとする程度。

5月、オキシコドン10 mg、ALB3.3、Hb12.2、体重51.5 kg。NRSは4〜6。十分な食事量が摂れないため、エンシュア・H 500 mL/日に加え、プリンやゼリーの補食追加。

6月、夜間に痛みで覚醒してしまうので、オキシコドン20 mgに増量。食事摂取量がさらに減少したため、以降、エンシュア・H 750 mL/日となった。

7月、体重47.0 kg。疼痛増悪。耳下腺の痛みを訴えるため、触れるとやや耳下腺が硬い。夜間、痛みにて覚醒することが続く。

〈痛みからオピオイドの増量を開始、不安になる家族〉

8月、オキシコドン60 mg、ALB3.2、Hb11.4。Aさんは「ズキズキ痛い」と訴え、フェイススケールで確認すると「3」を指さした。そこで、眠気の様子を家族から聞きながらオピオイドを増量し、Aさんが自分から「痛い」と言ってきたときにレスキュー内服。

9月、オキシコドン80 mgに増量。オキシコドン増量やレスキュー内服にて夜間は良眠だが、傾眠傾向となった。頬に手を当てているときにレスキュー内服するが、内服したことを忘れてしまうことや、意識がほかに向くと「痛み」自体を忘れることもあり、家族は「認知症が進行したと思う」と話した。右舌縁潰瘍は増大し、リンパ節の腫脹もある。

10月、オキシコドン100 mg、ALB3.1、Hb11.8、体重46.0 kg。息子より「痛み止めを飲ませたくない。身体に悪いし、飲んでいると効かなくなってどんどん量が増えてしまうでしょう？」という言葉が聞かれた。Aさんは、首まで痛みがあり、イライラした様子。言葉も不明瞭で聞き取りにくい。NRSは8。リンパ節腫脹が広範囲になった。傾眠は強くなり、座ったまま話をしている途中で眠ってしまうこともある。オピオイドの増量ではなく、セ

レコキシブ追加。

11月、家庭の事情にて通所リハビリを週に3〜4日開始した。Aさんは痛みのためか、しきりに顎をさする。通所リハビリでも、痛みのために活動性が低下したり、集中力に欠けたりする日がある。

12月、オキシコドン160mgに増量したが、ALB3.3、Hb12.9、体重47.4kgと変化はあまりない。Aさんは右顎から後頭部の痛みで険しい表情をする。粥を食べるときに顔をしかめ、痛みで飲みこめないときがある。

Aさんの「悪化」を防いだ家族の支え

Aさんは、がんの部位が舌という見える場所であったために、腫瘍の増大やリンパ節の腫脹などの変化を観察することができました。しかし、逆に言うと、がんの部位が見え、それが大きくなってくることは、家族にとって「Aさんの痛みを想像しやすい」とも考えられます。すると、「痛みの訴えがあれば何とかしたい」と思うのが家族の心情でしょう。しかし、Aさんの家族は、痛みの程度をしっかり見極めて対応していたと考えられます。

通常、鎮痛療法においては薬物濃度が鎮痛領域になるように調整します。無効域では痛みの訴えが強くなり、毒性発現域では過鎮静や呼吸抑制などの症状が起こってしまいます。

Aさんの場合、2017年6月から急激にオピオイドが増量されています。しかし、眠気はありつつも過鎮静とならずに調整できていたのは、家族によるレスキューの内服判断が的確だったからです。時間の経過とともに、ALB値、Hb値、そして体重の増減はありますが、緩徐であり、総合的には疼痛コントロールが円滑に行われているといえるでしょう。

● Aさんの認知症が悪化しない理由とは……

「痛み」には、増悪因子（不眠・疲労・不安・恐怖・怒り・悲しみ・抑うつ・孤独感など）と軽快因子（睡眠・休息・共感・理解・人とのふれあいなど）があります。WHO方式のがん疼痛治療法において、目標設定の第一目標は「痛みに妨げられない夜間の睡眠」となっています。Aさんは、私たちの訪問期間中、痛みを訴えることはあっても、夜間の睡眠はしっかりとれていたことが多く、その点でも痛みの増悪因子が少ないことが考えられます。

また、認知症では中核症状の出現は避けられませんが、周辺症状は周囲の

対応で抑えることができることが知られています。Aさんの場合も、家族の対応がよいため、周辺症状の著しい悪化はなく過ごされています。

　それでは、Aさんの家族の対応のどこがよいのでしょうか？　訪問をしていて感じるのは、家族がAさんに「不安」をおぼえさせることがないように接していることです。認知症患者は不安を感じることで、周辺症状が悪化して介護困難となることも多いといわれます。

　「不安」は、認知症の周辺症状の悪化だけでなく、睡眠障害や「痛み」の増悪などにもつながり、これらの「負の連鎖」に大きな影響を与えると考えられます。したがって、「不安を取り除く」「不安にさせない」ということは、痛みのケアにも認知症ケアにも有効で、そのためにも「安心して生活できる環境は重要」であることは共通しています。Aさんの家族は、Aさんがこの「安心して生活できる環境」にいられるよう努力をしていたのです。

● 「不安」にさせないための家族による痛みのアセスメント

　Aさんの家族では、主介護者である嫁は看護師ですが、息子は医療者ではありません。常に嫁がいるわけではなく、Aさんの痛みが十分に判断できない中で、「レスキューを内服させないで様子をみること」は内服させることよりも勇気のいることと考えられます。しかし、Aさんの家族はAさんと日頃から時間を共有して見守っているからこそ、Aさんからの「痛い」「薬飲んだっけ？」という言葉や、痛いときに頬や顎を触るといった行動が「本当の痛みである」と判断する一方で、Aさんには忘れてしまう痛みがあることに気づくことができました。それが、むやみやたらのレスキュー内服を避け、的確な内服コントロールにつながりました。

介護者との信頼関係を構築するために

● 介護者の「何か変。いつもと違う」を大切に

　家族や介護職の多くは、認知症の人に対して「何か変。いつもと違う」と感じても、根拠がない、自信がないために、そのことを自分の胸にしまってしまうことがあります。しかし、普段の生活をみている人が「何かを感じた場合」は、そこに何かが潜んでいることが多いのです。

　あるグループホームにおいて、重度認知症だけれども普段は非常に穏やかな人が、突然機嫌が悪くなり、攻撃的になった数日後、大量の下血をして救

急搬送となったというエピソードを聞いたことがあります。私たち医療者はその介護者の感じた「何か変」という感覚を大切にしなければなりません。そのためには、介護者が医療者に、そういう気持ちを表出しやすくなるような信頼関係を構築する必要があります。在宅療養においては、家族との信頼関係は特に大切で、それができれば、認知症患者の異常の早期発見・早期対応につながっていくと考えます。

● 介護方法を肯定し、家族を支えていく

　Aさんのケースでは、急激に痛みが増強した時期に、息子より「痛み止めを飲ませたくない」との発言がありました。この家族はそれまで的確な内服コントロールをしていたはずですが、「急激な痛み」が家族を不安させてしまったと考えられます。今までと同じように対処していても、Aさんの痛みが軽減しないことで、息子は「薬が効かなくなった」と考え、前述の発言につながったのでしょう。

　また、同時期にAさんの記憶障害が強くなったことで、家族はこれから先の介護困難を予測し、不安を表出されました。

　そこで、私たちは今までの家族の介護方法を肯定し、その方法が間違っていないことを一緒に再確認しました。自分たちの方法が正しかったことを、医療者が認めたことで、家族は自信を持ち、家族の力を取り戻すことができました。このように、在宅療養においては、認知症のケアでも痛みのケアでも「普段の生活をみている家族の感覚を大切にし、家族を支えていく」ことが医療者に求められていると思います。

　痛みに関しては「薬は使わないほうがいい。オピオイドを使ったら寿命が短くなる、もう終わり」と考えている患者・家族はいまだに多く存在しています。疼痛コントロールに関する正しい理解を広めていく必要があるでしょう。そして、認知症患者においては、痛みだけでなく、ほかの症状に関しても表現ができないため、全人的にみることが難しいのですが、そのような中でも、まず「全人的にみようとする姿勢」が大切だと考えています。

【参考文献】

1）日本緩和医療学会 緩和医療ガイドライン委員会編：がん疼痛の薬物療法に関するガイドライン，金原出版，2014.
2）Robert Twycross, Andrew Wilcock, Claire Stark Toller：トワイクロス先生のがん患者の症状マネジメント（第2版），武田文和監訳，医学書院，2010.

6-3

高齢者施設における認知症の人の「痛み」のケア

同朋大学非常勤講師/作業療法士　**阿部 邦彦**　Kunihiko Abe

　在宅での生活が困難で施設へ入所した高齢者は、疾患や障害だけでなく、加齢に伴い、徐々に身体機能は低下します。また、行動範囲の狭い生活は身体機能低下をより早めます。

　本稿では、高齢者施設に入所した認知症の人の「身体機能の低下による痛み」「座位や臥位がうまく取れない場合の痛み」「移乗など身体的ケアで生じる痛み」「心理的要因による痛み」について、その予防を含めたケアと環境調整を含めた対処方法について述べます。

身体機能低下の要因と痛みのケア

● 筋力低下

　高齢者は活動範囲が狭く、不活発な生活であるほど筋力低下の進行は早くなります。要介護状態で安全に生活することが困難な高齢者は、施設の中で積極的な機能訓練が少なく、生活動作を介助されることで身体活動が減り、運動機会が少ないことが筋力低下をより進行させます。

　筋力維持のためには、積極的な運動を行うことが必要です。特に下肢筋力は低下しやすく、座ったままでは筋力維持のために十分な負荷がかかる運動は行いにくくなります。可能であれば立位で自重を負荷とした起立着席などが筋力維持につながります。また立位が難しい場合は、重錘バンドや運動用のゴムバンドなどを使用し、下肢の屈伸や開脚などの運動を行うことにより、筋力の維持をはかります。

● 関節拘縮・関節可動域制限

　関節拘縮・関節可動域制限は、加齢に伴う結合組織の柔軟性の低下、罹患

による安静期間、日常生活能力、麻痺や痙縮、痛み、浮腫などが要因となると言われており、皮膚・皮下組織、筋膜・筋・腱、靭帯・関節包などの軟部組織の変化、骨・軟骨・関節遊離体、脱臼変位、関節部で骨がつながってしまう強直など骨組織・構造の異常により生じます。

　発生要因により関節運動の時間が少なくなり、関節の不動が惹起されることで、関節拘縮・関節可動域制限が生じます。また、関節拘縮に伴い、運動時に「痛み」を伴いやすくなり、痛みを避けるために運動時間がますます減少するという悪循環に陥るため、まず関節拘縮が進行しないように注意が必要です。特に医療者が患者の身体を動かす際に抵抗を感じたり、表情変化や四肢の反射的な動きが見られる場合は痛みが生じていると考え、動作を説明し、可能な限り自身で動かすことを促します。介助が必要であれば、ゆっくり愛護的に動かさなければなりません。

　関節拘縮の予防では、身体活動の増加をはかり、関節運動の時間を増やすことが重要な鍵となります。ここで注意したいのは「痛みのない範囲で、なるべく多くの時間、関節を動かすこと」です。痛みが生じる関節運動は、運動意欲を低下させてしまい、不動を惹起し、関節拘縮の要因となります。痛みのない範囲で、各部の関節が動かせるように運動を行うことが予防のために重要です。

● 褥瘡

　褥瘡は感覚障害や意識障害を伴うと生じやすいのですが、認知症だと訴えをはっきり伝えることが難しく、痛みがあってもそれを医療者が把握できていないことがあり、発見が遅れることがあります。褥瘡は皮膚欠損がなく、軽微に見えても痛みを感じていることがわかっており、特に深部組織損傷：DTI（deep tissue injury）など炎症期にあると強い痛みを伴います。

　安静時の痛みは、マットレスの変更、創部に負担のかからない安楽な臥位姿勢を取れるポジショニングなどを行うことで対処します。また、ドレッシング材交換時の痛みを除去することも認知症高齢者のQOL維持・向上につながります。ドレッシング剤交換時の痛みの状況を把握し、処置の実施の可否を判断します。痛みが予測される場合は、処置時の体位や鎮痛剤の使用を検討し、患者への声かけ、ポジショニングクッションなどで身体を支えます。処置後には処置に伴う痛みの有無やその状態を聴きとり、次の処置に改善をはかることで褥瘡とその処置によって生じる痛みを軽減することができます。

座位や臥位がうまく取れない場合の痛みとケア

◉ 座位を取る前の評価

　座位を取るためには、骨盤の可動性、股・膝関節の可動域と座位で体幹を支える身体機能を有しているかが重要です。まず臥床した姿勢で骨盤および股関節・膝関節の可動域を評価します。

　次に、ベッド端に腰をかけた状態で体幹を支える機能を有しているかを確認します。下肢骨盤に大きな運動制限がなければ、「体幹を支えられるかどうか」が車いす選定には重要で、ベッド端に腰をかけて、十分足底を床に着けた状態で、「手を使わずに座ることができるか」「手を使って座ることができるか」「座ることはできないか」を評価します。

◉ 椅子（車いす）の選定〜クッションの使用と適応

　「手を使わずに座ることができる」のであれば、身体の大きさに合った標準型車いすの使用が可能です。その際、負担をかけずに座位を続けられるように、座面や背面に適度なクッションを挿入すると座位の維持を楽にすることができます。

　「手を使って座ることができる」場合は、手を離してしまうと座位が取れません。この場合は座位を保ちながら、食事などの生活動作をすることが困難となるので、骨盤や体幹を支える機能を有する車いすが適用となります。自分で除圧ができないこともあるので、座面のクッションは除圧と座位保持の機能を有するものを選択します。

　「座ることができない」場合は、手で支えても座ることができないため、骨盤や体幹だけでなく、頸部や頭部のサポートも必要となります。ヘッドレストやチルト・リクライニング機能がついた車いすが適応となります。チルト機能があることにより、座面に集中する体圧を分散し、臀部への負担を軽減して離床することができます。しかし、より負担を軽減するために除圧能力の高いクッションを使用することが望ましいでしょう。

　これらの身体機能の評価と車いすの適合については、理学療法士などリハビリテーションの専門職、福祉用具の専門家などに判断を委ねることも考慮したほうがよいと考えます。

◉ 痛みのない安楽な臥位の保持

　臥床していると、その身体を支えるために、身体の下面は筋緊張が高まり

6-3　高齢者施設における認知症の人の「痛み」のケア | 157

ます。筋緊張はそれが「痛み」の原因になるだけでなく、筋の短縮を招き、関節拘縮につながります。さらに関節拘縮が身体の突出部位をつくり、褥瘡形成や動きの制限、部分圧迫による痛みへとつながります。痛みのない安楽な臥位は、褥瘡や関節拘縮の予防にも重要です。

◉ 安楽な臥位を取るためのポジショニング

　寝たきり、それに近い状態の高齢者の臥床には、ポジショニングクッションなどを使用しますが、この使用方法を誤ると、逆に緊張を高め、頸や腰、身体の一部に痛みを生じることもあります。そのため、臥位のポジショニングは次のポイントを押さえて行います。

○**頭側から足側へ**：人間の体は、頭部、胸部、腹部、四肢に分節されており、それぞれが連動して動きを構成する。頭部は全ての動きを主導し、肩甲帯は上肢と上半身の動きを統制し、骨盤は下肢と下半身の動きを統制する。拘縮などのある部位に注目しがちだが、頭部から上半身、下半身へと動かすことが基本となる

○**点ではなく面で支える**：褥瘡予防だけでなく、安楽を考える上からも「面」で支えることが重要になる。また、体軸も自然な流れにする

○**ポジショニングクッションの挿入の深さを考える**：ポジショニングクッションは変形した身体を支えるためには有効だが、挿入の深さによっては、圧が分散せず、体圧の上昇、部分圧迫の原因となることがある。マットレスの柔らかさ、ポジショニングクッションの形状や挿入の方法により、どのようにクッションを利用するか考える必要がある

○**ずれ力を処理する**：臥床している身体には、重力以外に横方向の力がかかっていることが多い。例えばギャッチアップすると上半身は足側に滑ろうとする力がかかり、マットレスと接する体表面は、頭側へ引っ張られる力がかかる。このずれ力は褥瘡発生の原因となり、褥瘡ができている場合はさらに悪化する。ずれ力を処理するためには、接触面を一時的に浮かせることで容易に解消できる

○**重力を利用する**：重心線が支持基底面中心に近いほど安定し、逆に離れるほど不安定になり、動きがつくりやすくなる。拘縮している上肢を体幹から離すようにクッションを挿入し、重力により徐々に関節が広がるようにすることで関節拘縮の悪化を予防できる

図1 要介護者への手の当て方

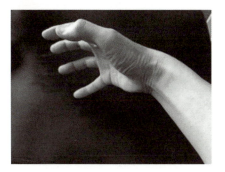
指先に力がかかり、痛みを与える

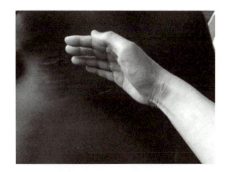
面で接するので痛みが生じにくい

（文献を参考に著者撮影）

移乗など身体的ケアで生じる痛みとケア

● 身体的ケアに伴う痛みとは

　身体的ケアは、寝返り・体位変換、起居、座位保持、移乗、立ちあがり、立位などで要介護者の体重を支え、また移動させるケアが伴います。このケアに伴い、動作による身体への負荷、介助者の接触、ベッドや車いすなどの物との接触などに伴って「痛み」が生じます。身体的ケアに伴う痛みを軽減するには、負担の少ない動作をとり、痛みを生じさせない介助と物との接触に注意することが必要となります。

●「了解を得る」ことが重要

　要介護者の了解を得ない介助は、痛みを生じさせやすくなります。今から何をするかを伝え、要介護者に介助に対する心構えをしてもらい、協力を得ることで、楽に介助ができて、心身の機能や動作の維持につなげることができます。認知症によりコミュニケーションが困難な人であっても、声をかけ、反応を見ながら介助を行わないと不快を与えるばかりでなく、介助への拒否や抵抗が現れることがあります。認知症の人に対しては特にわかりやすく説明し、理解に時間がかかることも考慮して介助することが必要です。

●「手の当て方」を工夫する

　身体に触れる際は、不快感を与えないことが原則で、つまんだりすると筋緊張を高め、痛みを与えてしまいます（図1）。手先だけで介助すると、さら

図2 立ち上がり介助時の身体の動かし方

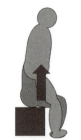
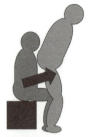

身体を上に引き上げると下肢や体幹に無理な力が入る

身体を前方に引き上げると無理な力がかからず、残存能力を活かせる

図3 移乗時の足の位置

足を揃えて移乗すると足が絡み、膝などに負担がかかり、痛みが生じる

足をずらして移乗すると足は絡まず、膝への負担も軽減し痛みが生じにくい

に身体の狭い範囲に重みが加わって痛みを与え、介護者にとっても負担がかかります。痛みを与えない介助のためには、「骨が出ているところ」に触れて介助することで介助者の力が伝わりやすくなり、少ない力で介助できます。「骨が出ているところ」に面で触れるように意識しないと、直接的な力が伝わらないために、さらに力を要し、手先に力が入ってしまって「つまんだ」状態となり、痛みを与えることがあります。

● **移乗による痛みの種類**

　筋力低下や関節拘縮などの身体機能の低下に伴い、車いすへの移乗は困難になります。移乗による「痛み」は、腰や膝など自身の身体を支えられないことによる痛み、介助者の介助方法による痛み、ベッドや車いすへの接触に伴う痛みがあることに注意します。図2のように「立ち上がり介助時の身体の動かし方」や、図3のように「移乗時の足の位置」を工夫すると痛みが生じにくくなります。

● **体位変換で注意すること**

　寝返りが困難になることで、安楽な姿勢を取っていても、寝具に接触する部位が限られ、圧迫により血行障害が生じ、褥瘡や「痛み」につながります。褥瘡予防のために定期的な体位変換が必要です。また、体位変換で痛みを生じさせないためには、無理な力をかけずに体位変換することと、変換した後にその体位を安楽に保つことが大切です。

　体位変換の際は、寝返りの動作を行いやすくするため、下肢を屈曲させます。下肢を屈曲させることが難しい場合は両下肢を重ねると寝返りが取りや

図4 痛みを生じさせない体位変換時の配慮

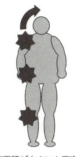
底面積が大きいと寝返りの動作はしにくく、介助時に力のかかる部位に痛みが生じやすい

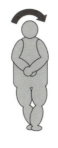
腕を体幹にのせ、下肢を屈曲させることで寝返りの動作がしやすくなる

すくなります（図4）。寝返りができたら、その姿勢を維持できるように腰を後ろへ引き、ポジショニングクッションなどで身体を支えて安楽に臥床姿勢を維持します。継続した圧迫による痛み、体位変換の介助による痛み、姿勢を保つことによる筋緊張の亢進を避け、痛みを回避します。

心理的要因による痛みとケア

● 心理的痛みの原因

　痛みは身体的側面からだけではなく、心理的側面からの理解も必要です。痛みは情動と関連が高く、身体的な原因がない痛みも存在します。心理的痛みの存在を考慮に入れないと、認知症の人の訴える痛みの頻度や程度がますます高まり、著しくQOLが低下します。

　心理的痛みは、痛みの部位や程度だけでなく、認知症の人の背景にも注意を払って対応していく必要があります。その人にかかるさまざまなストレスが心理的痛みの原因となり、さらに要素が複雑に絡み合い、「痛み」となって現れるのです。

● 心理的痛みへのケア

　痛みを訴えることに対して、痛みを否定したり、身体的な原因がないことを説明したりすることは、心理的痛みの解決にはつながりません。痛みの状

態などを聞きながら、その人を取り巻く環境やそれをどのように感じている
かなども丁寧に聴きとり、現在の状態に至るまでの経過を把握していくこと
が、心理的痛みに対するケアの手段となります。

　痛みとともに、苦悶・不安・悲嘆・憎悪などの情動的要素が現れることが
ありますが、これらを認知症の人が意識してしまうと不快につながるため注
意が必要です。また、これらの葛藤が、「本人の意図とは別に、痛みをはじめ
とした多様な身体症状に転換される」と言われています。

　さらに、痛みを表現することが対人関係を操作する目的で無意識に用いら
れることもあります。しかし、その痛みの訴えを介護する側が丁寧に受け止
めないと、認知症の人のそのような行為はさらにエスカレートすることもあ
ることに気をつけます。

　過去の出来事や現在置かれた状況で本人の意思に沿うことができないこと
もあるでしょう。ただ、そのようなときでも、本人の訴えを聴き、その思い
を受け止めることが大切です。高齢者施設における日々のケアを認知症の人
の満足を得られるように行うことで、痛みの原因は解決できなくても、痛み
自体は緩和することができます。また、その人の関心が痛みやその原因から
離れない状況であれば、興味のあるアクティビティへ促すことで痛みへの関
心を和らげることができるので、認知症高齢者の背景と痛みに関する要因を
知り、その人が納得するまで話を十分傾聴し、その上で興味を示すアクティ
ビティに促すことが必要になります。

【参考文献】

1）沖田実編：関節可動域制限病態の理解と治療の考え方，三輪書店，2008.
2）赤居正美：関節拘縮 その予防・治療について，リハビリテーション医学，40（1），2003.
3）祖父江正代：創部の痛みのマネジメント，市岡滋他編，治りにくい創傷の治療とケア，照林社，2011.
4）岩谷清一：［特集］しっかりアセスメントできていますか？　プロフェッショナルに学ぶ 動きを支援す
　るポジショニング・シーティング，【C 座位のポジショニング（シーティング）】2 車椅子・クッショ
　ンの選択と調整，リハビリナース，7（6），p.571-576，2014.
5）日本作業療法士協会：活動と参加につなげる離床ガイドブック実践編
6）田中マキ子，柳井幸恵：必ず見つかる！ポジショニングのコツ，中山書店，2011.
7）滝波順子，田中義行：介護が困難な人への介護技術，中央法規出版，2014.
8）田中義行：潜在力を引き出す介助，中央法規出版，2010.
9）田中義行：これから介護を始める人が知っておきたい介助術，日本実業出版社，2016.
10）渡邉勉：心理学的立場から見た高齢者の痛み，老年精神医学雑誌，17，p.158-164，2006.
11）松本勲他編：医師として避けて通れない高齢者の痛みコントロール，永井書店，2017.

6-4

「痛み」への集学的アプローチと本人・家族への生活指導

群馬県立県民健康科学大学看護学部 教授　**高井 ゆかり** Yukari Takai

A 「痛み」への集学的アプローチ

　「痛み」は、何らかの異常や差し迫る異変を知らせるための「警告信号」としての役割があります。また、痛みには情動や感情、行動的な側面があり、これらを考慮に入れ、痛みを「生物心理社会モデル」で扱う必要があります[1]。ここでいう生物心理社会モデルとは、「痛みの発生や維持に、器質的な（生物学的に説明できる）原因だけでなく、心理・社会的な要因も影響する」という考え方です[2]。

　このように痛みは、感覚としての側面のみならず、多面的な要素があり、それへの援助を検討する際には多角的な視点が必要であるといえます。看護師のみでケアするのではなく、さまざまな専門職がそれぞれの専門分野の知識や技術を用いて、認知症の人をアセスメントし、ケアすることは、本人にとってさらなる有益をもたらすこととなるでしょう。

「集学的アプローチ」とは

　多角的な視点をもって痛みへのケアを行う際、さまざまな専門職がそれぞれの視点で患者をアセスメントし、協働して援助を行う「集学的アプローチ」が重要であるといわれています。

　集学的アプローチとは、1つの専門科や職種のみで診療するのではなく、多くの専門科や職種のメンバーが集まって診療することです[3]。これは、費用対効果に優れ、医原性の合併症を起こすことが少ないと報告されていま

す[4]。看護師のほか、整形外科・麻酔科・精神科などの医師、理学療法士、作業療法士、ソーシャルワーカー、ケアマネジャー、薬剤師、管理栄養士、臨床心理士などの専門職がそれぞれの視点により、認知症の人をアセスメントし、情報を共有してケアを行っていくことは有益であるといえます。

体の痛みを感じて外来受診を行った際には、医師による診察のほかに、理学療法士・作業療法士によるリハビリテーション、薬剤師による薬の服用の際の注意点や副作用の説明、管理栄養士による適正な体重管理のための栄養指導、臨床心理士による心の問題へのカウンセリング等を組み合わせることで、その人の体の痛みによる問題に多角的にアプローチできます。また、ソーシャルワーカーやケアマネジャーにより、認知症の人やその家族に必要な社会資源が活用できるように調整してもらうことも重要です。

国際疼痛学会（IASP）では、以上のような状況下で「看護師は効果的な疼痛管理（pain management）において重要な役割を担う」と述べています[5]。認知症の人の痛みを発見したり、痛みによる本人やその家族への影響などの包括的なアセスメントを行ったり、痛みのケアを積極的に進め、それを評価するのに、よい立場であるということです。

ただし、集学的アプローチの中で看護師がその役割や機能を発揮するためには、痛みのメカニズムや、疾患と痛みのアセスメントの方法等の知識を持つことが必要となるでしょう。

集学的アプローチの際に必要なこと

Unruh らは、痛みの治療におけるすべての医療スタッフに通じる基本理念として、以下のことを挙げています[6]。

・患者の痛みや苦悩の訴えを信じる
・急性痛を早期から治療することで、慢性痛の発症や痛みによる機能低下を防ぐ
・治療を計画する前に患者の痛みと日常生活への影響を評価する
・痛みの原因を心理的なものと安易に断定しない
・エビデンスに基づく診療を行う（EBM）
・1つの治療法だけでは満足のいく効果を得ることが難しいこともあるため、

複数の方法を組み合わせる
・認知行動療法が有効だからといって、痛みの原因が心理的なものとは限らないことを理解する
・診療に当たって倫理的な配慮をする
・研究・教育・学会活動に参加する　など

　痛みのある対象者への援助を考える際には、多職種の専門職者がそれぞれに上記の基本理念を意識しておくことが重要でしょう。特に、痛みのある人に対するときには「本人の痛みや苦悩の訴えを信じること」や「エビデンスに基づいた診療（実践）を行うこと」の重要性を、多職種で共通認識することが必要です。

B 本人や家族への生活指導

　集学的アプローチの中で、看護師がその役割や機能を発揮する場面として、病院だけではなく、地域で生活をする認知症の人への「生活指導」があります。ここでは、この地域在住の認知症の人、そして家族への「生活指導」について考えます。
　認知症の人の体の痛みは、原因や治療法の特定が困難な場合があります。腰痛の約85％が非特異的腰痛であり、つまり「痛みの原因となるような病変や異常を明確に特定することが困難である」と言われています[7]。痛みの原因の特定が困難であると、原因の除去は難しく、痛みの治癒が困難となるともいえます。
　しかし、痛みにさいなまれている人は、痛みの対処行動である安静や鎮痛剤の使用、外来受診等を行い、痛みの原因の特定とその治療を期待しており、受診の結果、期待を裏切られることも少なくありません。これがドクターショッピングにつながる場合も多く、「慢性的な体の痛みがある人の約半数が複数の医療機関を受診している」と報告されています[8]。
　このドクターショッピングに関連した「経験」により、医療職者を信頼することが困難になる、つまり医療不信となり、問題をさらに複雑化させるこ

6-4　「痛み」への集学的アプローチと本人・家族への生活指導 | 165

ともあります。

認知症の人にとって、医者にかかっても痛みがよくならないことが、周りの人への不満として表出することもあります。また、痛みによって体を動かさないことで活動性が低下し、日常生活にも障害が生じてしまうかもしれません。すると、痛みにばかりに気がいってしまい、さらに否定的な考え方になるという悪循環に陥ってしまいます[9]。

このような傾向のある人へは、痛みのケアとして心理的な支援も検討する必要があります。

慢性痛への薬物療法を行う場合の注意点とケア

● 注意したい、NSAIDs 等の薬物療法の副作用

慢性化した体の痛みは、認知症の人が鎮痛剤等の薬物を長期的に服用することにつながりやすく、問題を引き起こす可能性があります。痛みによく使われ、ドラッグストアでも購入可能な非ステロイド性抗炎症薬（NSAIDs）は、消化管出血や腎不全などの副作用の可能性があります。そのため、看護師は消化器症状（胃部不快感、腹痛、悪心・嘔吐、食欲不振）、浮腫、発疹といった副作用があることを認知症の人の家族にも理解してもらえるように指導する必要があります。

2011 年より、諸外国と同様な量（1 日最大 4000 mg）の処方が可能となったアセトアミノフェンも比較的安全な鎮痛剤として用いられていますが、重篤な肝障害が生じる可能性があります。看護師は定期的に肝機能等の評価が必要であると知っておくことが重要になります。

神経障害性疼痛に用いられる薬剤の第 1 選択薬である三環系抗うつ薬（ノルトリプチリン）や、Ca2＋チャネル $\alpha 2\delta$ リガンド（ガバペンチン、プレガバリン）にも副作用があります。特に、ガバペンチンとプレガバリンは、眠気やめまいなどの副作用のために認知症の人の転倒につながる可能性があります。そのため「ふらつき」がないかを家族にも注意して観察してもらう必要があります。

● 薬物療法を受けている認知症の人へのケア

これらの薬剤の使用に際しては、認知症の人自身のアドヒアランスと、家族や看護師の注意深い観察が求められます。このアドヒアランスとは「患者

自身が疾病や治療について十分に理解し、自らが積極的に参加し、納得した上で決定されたセルフケア行動（服薬行動など）を遂行すること」と定義されています[10]。

痛みのように他者が客観的に測定することのできない症状の場合、それを経験している、その人自身が痛みの治療を理解し、積極的に参加できるように支援することが求められます。たとえ「認知症である」と診断を受けていても、可能な限りの参加を検討する必要があるでしょう。

また、家族や看護師（外来看護師や訪問看護師など）が、それを代行できるように努める必要があります。

認知症の人は高血圧や心疾患などにより、既に薬物療法を受けている場合があるため、薬と薬の相互作用に注意する必要があります。例えば、セレコキシブなどのNSAIDsの場合、ワルファリンの作用を増強し、出血傾向を起こす可能性があります[11]。また、一部のNSAIDSsはACE阻害薬やチアジド抗利尿薬等の効果を減弱させる可能性があります。

看護師は、このような薬物療法を行う際の注意点を意識して、必要な指導を本人や家族へ行うことが求められます。例えば、かかりつけ薬局の利用を検討するように指導することも、多剤併用や副作用の早期発見に役に立つと考えます。

認知症の人の家族へのケア

● 認知症の人の痛みに大きな影響を与える「家族」

体の痛みは、認知症の人のみならず、その家族にも影響を及ぼす可能性があります。例えば、痛みが長引いているため、「その人のために何かしたい」と思えば思うほど、家族は何もできないことにストレスを感じ、それが原因で虚しさや失望感が起こり、さらに、それが怒りに変わるかもしれません。そして、「本当に痛いのか？」「痛いふりをしているだけではないのか？」と疑うようになることもあるのです[12]。

一方、良好でない家族関係が、認知症の人の痛みに影響を与えていることもあります。

そのため、看護師は「痛みとはどのようなものか」「どのようなことに痛みが影響を受けるのか」を説明し、「痛みのある認知症の人に、家族はどのよう

なことをしてあげればいいのか」「行っている援助は痛みにとっても適切か」などを家族と共に考える必要があるでしょう。

このように、慢性的な体の痛みのある認知症の人へのケアの際には、家族への指導や家族の協力を得ることが重要です。慢性痛自体を治癒することは現在の医学では困難な状況にあるため、可能な限りの痛みの緩和をはかるとともに痛みと共に生活をすることが求められる場合が多いのです。認知症の人がこのような痛みとの共存生活を送るためには、家族や介護者の支援が欠かせません。

● 認知症の人へのケアは「痛み」だけではない

家族は「家族であるその人の慢性的な体の痛みの完全なる消失は困難であるかもしれない」と認識し、薬物療法の目標は痛みの完全な消失ではなく、ADLやQOLの向上に目標を定める重要性を理解しなければなりません。薬を用いてできる限りの痛みの緩和をはかると同時に、気分転換や楽しみを見つけるなど、「痛みがあってもできる活動」にも目を向ける必要があるでしょう。孤独感や不安、不快感などは「痛みの閾値」を下げる可能性があると、家族が理解することも重要です。

認知症の人が痛みに伴って起こす行動（痛み行動）は、急性的な体の痛みが起こった場合は主に痛みの刺激によって起こされますが、慢性的な体の痛みの場合は「痛み行動に対する周囲の反応によって規定されてくる（オペラント条件づけ）ようになる」と言われています[13]。

したがって、家族が心配して気にかけてくれるなどの関わりが喜びや安心などの報酬となるようなときは、その痛み行動が増強、強化されることもあります。普段から穏やかに過ごせるような環境を提供するとともに、看護師や家族が、認知症の人の痛みの訴えの奥にある心の動きに気をくばることも必要でしょう。

認知症の人の「動き過ぎ」や、反対に「全く動かない」などの活動パターンを、適切な運動や活動のペースに調整するための「ペーシング」ができるように支援すること[14]も家族や介護者に求められます。家族が、認知症の人に必要以上に安静を強いていたり、本人ができることに対して手を出しすぎることもあります。「本人が行ったほうがよいことは何か」を家族と一緒に考えるのも必要になるかもしれません。

さらに、睡眠障害や便秘、夜間頻尿といった痛み以外の問題を解決するこ

とも必要です。看護師（訪問看護師や外来看護師など）と家族が一緒にケアを行っていくことが重要でしょう。

◉ 薬物療法を受けている認知症の人へのケア

慢性的な体の痛みは、現在の医学的な検査で原因を明らかにすることが難しいとはいえ、医療機関への受診が全く不要なわけではありません。例えば腰痛の場合、感染性脊椎炎やがんの脊椎転移などの悪性の脊椎病変が潜んでいる場合があります。このようなときは、早急に専門的な治療が必要なこともあります。

痛みの発生原因となっている重篤な器質的な問題をスクリーニングするための危険信号を「レッドフラッグ」と言います[15]。「栄養不良」「体重減少」「発熱」などのレッドフラッグを見落とさないように、注意深い問診と身体診察が必要なこともあります。そのためには、家族が認知症の人の痛みの悪化や別の痛みの発生を見つけたときには、看護師をはじめ医療従事者に話すように伝えておくことです。特に、外来診療時に家族が同行してきたときには、本人に代わって痛みの様子を医療者に詳しく伝えることで適切な診断や治療が可能となります。家族には「メモをつくっておく」ように勧めるとよいでしょう。

◉ 痛みへの第一の防衛策は「予防」すること

「痛みを予防すること」が、痛みへの第一の防衛策となります。そのため、認知症の人を介護する際には、骨折や褥瘡、表皮剥離（スキン-テア）などの痛みが起こりやすい状態の発生を予防するため、看護師は家族が適切な注意を払えるように支援することが求められます。

具体的には、日常生活において体位交換や排泄への援助が負担なく適切に行えるように支援すれば痛みの原因の発生を防ぐことができます。また、介護サービスや物品のレンタル等を利用することで、家族の負担を軽減し、介護に伴うけがも予防できる可能性もあります。体重が増えると膝や腰への負担も増えるため、適正な体重となるように食事を含めた生活の見直しができるように家族に働きかけることも必要です。骨粗鬆症を予防することで骨折等の体の痛みの発生が起こらないようにすることも、家族と共に考えていく必要があります。

体位によって負担のかかる姿勢や体の動きもあります。仰臥位で寝るときには、膝の下にクッションを入れて膝が軽く曲がる状態にしたり、側臥位で

6-4　「痛み」への集学的アプローチと本人・家族への生活指導　169

眠れるように介助したりするのもよいでしょう。膝への負担を減らすために、立ち上がりやすい椅子の利用なども検討します。

　最後に、慢性的な体の痛みのある人に関わる人たち（看護師や家族など）と、その人自身が共通して理解しなければならないこと[16]を、以下の囲みにまとめます。

- その人は痛みを実際に感じている
- 現在の医学的な検査では、痛みの原因や異常が明らかにならないことがある
- 痛みに関する過剰な心配が、思考・気分・感情・行動に重大な影響を及ぼしている
- 痛みを増強させる因子と減弱させる因子がある

【引用・参考文献】

1）日本疼痛学会痛みの教育コアカリキュラム編集委員会：痛みの集学的診療：痛みの教育コアカリキュラム，真興交易（株）医書出版部，p.53，2016.
2）前掲書1）p.352
3）前掲書1）p.55
4）前掲書1）p.7-13
5）International Association for the Study of Pain：IASP Curriculum Outline on Pain for Nursing, 2017. https://www.iasp-pain.org/Education/CurriculumDetail.aspx?ItemNumber=2052
6）Strong, J., Unruh, A. M., Wright, A. & Baxter G. D. 編：痛み学─臨床のためのテキスト，熊澤孝朗監訳，名古屋大学出版会，p.190，2010.
7）Deyo RA, Weinstein JN.：Low back pain. N Engl J Med., 344（5），p.363-370, 2001.
8）Nakamura M, Nishiwaki Y, Ushida T, Toyama Y.：Prevalence and characteristics of chronic musculoskeletal pain in Japan, Journal of Orthopaedic Science, 16（4），p.424-432, 2011.
9）伊豫雅臣，齋藤繁，清水栄司編：慢性疼痛の認知行動療法─"消えない痛み"へのアプローチ，日本医事新報社，p.22，2016.
10）神島滋子，野地有子，片倉洋子，丸山知子：通院脳卒中患者の服薬行動に関連する要因の検討─アドヒアランスの視点から，日本看護科学会誌，28（1），p.21-30，2008.
11）特定非営利活動法人日本緩和医療学会緩和医療ガイドライン作成委員会：がん疼痛の薬物療法に関するガイドライン2014年版，金原出版，p.54
12）前掲書6）p.189-190
13）丸田俊彦：慢性疼痛への精神療法的アプローチ，心身医学，49（8），p.903-908，2009.
14）池本竜則：慢性疼痛診療ハンドブック，中外医学社，p.245，2016.
15）前掲書8）p.170-171
16）前掲書9）p.21

第 **7** 章

認知症の人の「痛み」に
原因別に対処する

1 「痛み」のアセスメントから
   原因別のケアにつなげる

2 認知症の人のがんの「痛み」のケア

3 創傷・皮膚トラブルに伴う
   認知症の人の「痛み」のケア

4 認知症の人の関節の「痛み」のケア

5 排尿障害に伴う認知症の人の「痛み」のケア

6 排便障害に伴う認知症の人の「痛み」のケア

7 「痛み」を増強させる
   心理・社会的な要因に対するケア
   ──タクティール®ケアを用いた「痛み」のケア

7-1

「痛み」のアセスメントから原因別のケアにつなげる

浜松医科大学看護学部 教授 **鈴木 みずえ** Mizue Suzuki

　私たちは「痛み」を感じることで、身体に何らかの異常や異変に気づいて傷を浅くしたり、痛みに対処して治療したり、安静にしたりして回復を促進するなどの対処をします。もし、「痛み」がなかったら、疾患を回避することができず、外傷や病気を繰り返したり、命の危機につながることもあります。
　「痛み」は、体温・呼吸・脈拍（心拍）・血圧と並んで、「第5のバイタルサイン」とも言われ、「私たちの身体や命を守る」という、人が生きる上で欠かせない役割を持ちます。組織に対する傷害刺激など、傷を負わせる可能性のある刺激があると「痛み」が起こるのです。

BPSDと間違われやすい「痛み」による反応

　認知症の人は、認知機能障害に関連したコミュニケーション障害のために、「痛みを言語的に訴えられない」「痛みの感受性の低下などから痛みを痛みとして捉えにくい」という状況があります。また、痛みや痛みによる苦痛により社会参加の機会が減少してしまい、孤独感が生まれ、周囲との人間関係が保てなくなり、社会的役割を喪失しやすくなります。さらに、認知機能の低下や廃用症候群による活動性の低下から身体機能も低下しやすくなります。そして、言語的コミュニケーション能力の低下が起こると、痛みは苦痛やBPSDとして表現されます。
　このような状況では、たとえ痛みが原因でも、周囲からは「BPSDだ」としかアセスメントされず、鎮痛剤ではなく、向精神薬の投与をされるケースも多いのです。重度の認知症の人の場合は、自分の痛みを言語で訴えられないことから、痛みのアセスメントは「訴えができる認知症の人」と比べて非

常に重要になるのです。

「痛み」発生の原因を理解する

　第7章では、認知症の人の「がん」「創傷・皮膚トラブル」「関節」「排尿障害」「排便障害」に伴う痛みのケアを取り上げました。

　「がん」に伴う痛みは、がんの種類、進行、症状、組織への浸潤、個人の背景などによって異なることが多いために、痛みの評価を丁寧に行う必要があります。特に、急性痛から慢性痛に移行しやすいことから、急性痛の対応は重要です。認知症の人の場合は、がんの発見が遅れたり、コミュニケーション障害によって痛みに対処されていない可能性もあります。

　「創傷・皮膚トラブル」「関節」については、認知症の人は認知機能の低下や感覚障害などのために皮膚への接触に気づきにくくなり、スキン-テア、さらにはADLが低下している場合、褥瘡などが起こる場合があります。また、高齢者の場合、加齢の影響で骨粗鬆症などの骨関節系のトラブルも多く、特に変形性関節症と関節リウマチなどから関節のこわばりや腫れ、関節可動域の制限、筋力低下、さらには関節の痛みを引き起こします。

　「排尿障害」「排便障害」も、認知症の進行に伴い起こりやすくなります。特に尿路感染症を引き起こしやすく、尿閉や排尿時の痛みが発生します。排便では下痢による腸蠕動からの痛み、便秘やイレウスによる腹痛なども起こります。これらの急性期に適切なケアで対処する必要があります。

「痛み」の原因別ケアと
心理社会的要因による「痛み」へのケア

● 原因別のケアを導くためのプロセス

　図1は「認知症の人の痛みのアセスメントから原因別ケアにつなげるプロセス」を表しています。最初は、認知症の人の「表情」「行動」「BPSD」「創傷の有無」「バイタルサイン」などを看護師が観察し、「痛み」があるのかどうかを判断し、「痛みがある」と判断したら、部位のアセスメントを行います。

　次に、「アビー痛みスケール」などで「痛み」の評価を行い、痛みの強さ・性状のアセスメント、さらには原因を分析します。

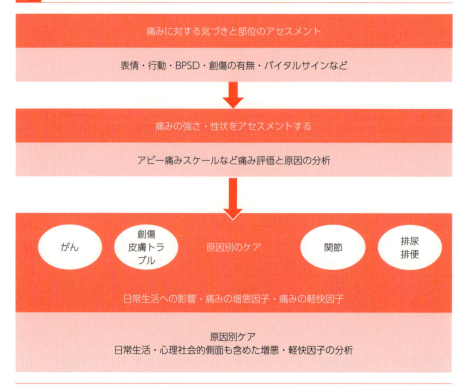

図1 認知症の人の「痛み」のアセスメントから原因別ケアにつなげるプロセス

　そして、痛みの原因が明らかになったら「原因別のケア」を行います。日常生活への影響・痛みの増悪因子・痛みの軽快因子を明らかにして、ケアに活用していきます。

　痛みは身体的侵襲によって起こりますが、日常生活・心理社会的要因との関連性も考えられ、その場合、BPSDとして表現されることもあります（→2章の2）。したがって、過去の痛みの経験（疾患・治療・手術）との関係性、痛みに対する対処行動なども重要なのです。

　なお、認知症の人は心身機能の低下から薬剤療法の副作用で、特に眠気やふらつきなどを起こしやすく、その結果、転倒や誤嚥などの合併症を併発しやすくなることは常に注意しておかなければなりません。

● 心理・社会的要因の「痛み」に有効な「タクティールケア」

　認知症の人であっても、認知症のスクリーニング検査の1つMMSE（Mini-mental statement）が13点以上であれば自分の気持ちを適切に表現するこ

とから[1]、痛みの訴えを、本人に丁寧に聞く必要があります。しかし、言語的コミュニケーションができない場合には、非言語的コミュニケーションである表情・姿勢・行動などをアセスメントするしかありません。「アビー痛みスケール」などの客観的観察法による痛みの評価が有効です。

さらには、日常生活行動の範囲、生活障害、生活の質などをアセスメントし、単に痛みの有無だけにこだわるのではなく、痛みの生物心理社会モデルを考慮する必要があります。特に高齢者は、過去の経験・知識・教育などにより痛みの訴えが異なる場合があります。痛みの閾値を上げる要因（安心感・リラックス・他者の理解など）や痛みの閾値を下げる要因（不安・抑うつ要因・怒りなど）[2]によっても痛みの訴え方や対処行動は異なってきます。タッチとマッサージの中間にある「タクティールケア」は、痛みの心理・社会的要因を緩和する効果があります。

第7章では、この具体的なケアについても触れていきます。

【引用・参考文献】

1）鈴木みずえ, 金森雅夫, グライナー智恵子, 伊藤薫, 大城一：日本語版 Dementia Quality of Life Instrument（DQoL–Japanese Version）を用いた認知症高齢者の主観的 Quality of Life に関する縦断評価, 日本老年医学会雑誌, 43（4）, p.485–491, 2006.
2）日本疼痛学会痛みの教育コアカリキュラム編集委員会：痛みの集学的診療：痛みの教育コアカリキュラム, 真興交易（株）医書出版部, p.309–317, 2016.

7-1　「痛み」のアセスメントから原因別のケアにつなげる

7-2

認知症の人の
がんの「痛み」のケア

北播磨総合医療センター看護部次長/がん性疼痛看護認定看護師　**向井 美千代**　Michiyo Mukai

がんの「痛み」の神経学的分類

「痛み」は神経学的分類としては「侵害受容性疼痛」と「神経障害性疼痛」に分類されます（51ページ参照）。

侵害受容性疼痛は、さらに「体性痛」と「内臓痛」に分類されます。体性痛は、皮膚や骨、関節、筋肉、結合組織といった体性組織への「切る」「刺す」などの機械的刺激が原因で発生する痛みで、代表的なものとして、骨転移や術後早期の創部痛などがあります。一方、内臓痛は、食道・胃・小腸・大腸などの管腔臓器の炎症や閉塞、肝臓・腎臓・膵臓などの炎症や腫瘍による圧迫、臓器被膜の急激な伸展が原因で発生する痛みで、消化管閉塞に伴う腹痛や膵臓がんに伴う上腹部痛などです。

神経障害性疼痛は、末梢、中枢神経の直接浸潤に伴って発生する痛みで、神経支配領域に痛みや感覚異常が生じます。

がん患者の「痛み」を理解する難しさ

疼痛は2つの上行経路を通り、脳へと伝達されます（30ページ図1参照）。疼痛の感覚を識別する脳の機序は、大脳皮質の体性感覚野の領域を越えて、感情処理と内側部の疼痛経路に関連するとされる前頭域を含んでいます。したがって、疼痛刺激は「負の感情」となり、さらなる苦痛の原因となります。そのため、疼痛は侵害受容器の刺激だけではなく、不安や抑うつ、怒りなどの影響も受けるのです。

「がん疼痛のアセスメントが難しい」と言われるのには、トータルペイン

（11ページ図1参照）として考える必要があり、身体的な疼痛だけでなく精神的・社会的・スピリチュアルな側面など、その人の抱える痛みを全体的に捉えて緩和しなければならないからです。

患者の生活に合わせた
がん疼痛の薬物療法

● 「鎮痛薬使用の5原則」を常に意識する

　がん疼痛の治療においては、薬物療法や神経ブロック、緩和的放射線治療・緩和的化学療法・緩和的手術療法など選択肢が多くなってきています。そのため、患者自身の意思決定を迫られる機会も多く、看護師は治療法のメリット・デメリットはもちろん、患者にとってのQOLを考えたサポートをすることが求められます。

　薬物療法として知られている「WHO方式がん疼痛治療法」（80ページ図1参照）が公表されて30年以上経過しています。日本でも多くの薬剤が使用できるようになり、患者に合わせた薬剤や投与経路の選択ができるようになりました。しかし、その一方で適切な使用法が守られていなかったり、患者や家族が理解できる説明が行われていなかったりすることがあります。

　看護師は「鎮痛薬使用の5原則」（91ページ表5参照）を踏まえ、患者や家族の生活に合わせた服薬が行われているのかを、常に意識して関わることが必要です。例えば、「オピオイドは時間を決めて規則的に飲む」ことが推奨されており、血中濃度を一定に保てるよう疼痛緩和することが大切です。

● 「フェンタニル」での工夫の例

　しかし、認知症の人が在宅で時間を決めて規則的に薬を飲むのは難しいこともあります。では、どのような工夫が必要なのでしょうか。家族や訪問看護師の介入があればよいですが、介入が困難な場合は「間違って内服するリスクを考えると薬剤を投与できない」ということになるのでしょうか。

　最近では、貼付薬のフェンタニルを使用することも多いのですが、フェンタニル貼付薬は、初回投与としてはオピオイドの量が多過ぎるので副作用の懸念があります。オピオイドの中には、1日1回の内服でよいものもあり、そのようなタイプを選ぶことによって、患者や家族の生活に合わせやすくなることもあります。

7-2　認知症の人のがんの「痛み」のケア　177

もし、どうしてもフェンタニル製剤を使用しなければならないときには、半面貼付で過量投与とならないように工夫することもできます。ただし、この場合は、「フェンタニルは半減期が長く、一旦副作用が起こると剥がしても長時間軽減しない」ことを理解して観察する必要があります。

　現在は、服薬時間を守る方法として「電話で確認を行う」などの工夫をしていますが、今後はITの活用などにも期待したいと思います。

事例から考える
がん患者の「痛み」のアセスメント

［Aさん/80歳代/男性/肺がん、腰椎1-2に転移あり］

　Aさんは、認知症高齢者日常生活自立度Ⅲで、症状としては記憶障害・見当識障害があり、日常生活はほぼ全般に介助が必要。しかし、調子がよいときには「自分でしよう」とする行動がある。1カ月前のMRIでは、神経圧迫は見られていないが、骨融解像があり、胸部CTでは「がん性リンパ管症」が指摘されている。

　ターミナル期にあるAさんは、「家でできるだけ居たい」という気持ちを尊重されて在宅で過ごしていたが、腰痛が強くなり、家族がAさんを説得して疼痛コントロールのために入院となった。家族は「少し動いても痛みがあるようで"痛い"と身体をビクッとさせて顔を歪める。呼吸も早くなり、息も苦しそう」と話すが、Aさん本人は、入院後、にこやかに挨拶し、家での様子を聞いても「たまに痛いけど、大したことないです」と返答する。

● まず、アセスメントすることは何か

　上記のAさんの言葉で注目しなければならないのは、「大したことないです」ではなく、「たまに痛いけど」という言葉です。痛みが存在していることを表しています。そして、家族の言葉から「疼痛」と「呼吸困難」という症状のキーワードを見逃さないようにします。これらの症状について情報を整理していきます。第5章（105〜106ページ）でも述べたように、病態から考えられる疼痛について予測的に考えます。そして、患者や家族から得られる情報をつなぎ合わせていくことが重要です。

　Aさんの疼痛は腰痛であることから腰椎への骨転移に起因する可能性があります。そして、「動くと痛い」という表現から侵害受容性疼痛である体性痛

の可能性、身体を「ビクッとさせて顔を歪める」という表現から神経圧迫により神経障害性疼痛が出現している可能性を考えます。1カ月前のMRIで神経圧迫がなくても、その後に進行している可能性があるので、もう少し整理するための情報収集をしていきます。

● 痛みの強さをスケールではかるよりも大切なこと

　神経障害性疼痛の可能性については、もちろんMRIを施行して神経圧迫がないかを確認することも必要ですが、神経障害性疼痛の特徴として神経支配領域に疼痛が起こる可能性があり、腰椎部分を実際に触れながら疼痛の存在、異常感覚がないかを確認します。

　また、現在、Aさんは疼痛を強く感じていないので、痛みを訴える時期を逃さず、痛みの性質を表す表現をこちらから提示して確認をします。例えば「ビリビリしますか？」「足先まで電気が走るようなことはないですか？」とAさんの表現を助けるような確認をしていくことが必要です。

　医療者は「患者は痛みについて表現することが容易ではない」ことを十分理解しておく必要があります。痛みの強さはスケールを用いて確認することも多いですが、数字で表すのは非常に難しいのです。筆者ならAさんに今の段階でスケールを用いることはしません。なぜならば、数字を聞くことが目的ではなく、疼痛緩和することが目的だからです。

　Aさんには「痛み」が存在していることは明らかであり、すぐに疼痛緩和への治療が必要です。Aさんの疼痛が、侵害受容性疼痛なのか、神経障害性疼痛なのか、または混在しているのかを明らかにするのは、がん疼痛治療において治療法そのものに影響します。Aさんに対して、なぜ神経障害性疼痛の存在から確認しようとしたのかというと、それはオンコロジー・エマージェンシーである脊髄圧迫症状を見逃さないためです。「脊椎転移による脊髄圧迫は麻痺症状を引き起こし、患者のQOLを著しく低下させるため、症状が出現していれば可及的速やかに治療を開始しなければならない」と言われています[1]。そのため、問診をしているその時間さえもタイムリミットに関わるのです。

　さて、Aさんは麻痺などの脊髄圧迫症状が現在はないことを確認しました。しかし、神経支配領域に一致した感覚過敏があり、痛みの性質はピリピリと針でつかれたような痛みであることがわかりました。

　骨転移の痛みは、痛覚受容器が刺激されて、破骨細胞の活性化から骨吸収

が起こることによって起こります。また、腫瘍が神経を圧迫する場合には、神経が障害されたことによる疼痛が起こります。これらのことから、Aさんは侵害受容性疼痛と神経障害性疼痛があることがわかります。

「呼吸も早くなり、息も苦しそう」という表現については、胸部CTではがん性リンパ管症が指摘されているものの、必ずしもそれが原因で呼吸困難が起こっているとは限りません。「疼痛を感じたことにより呼吸促拍になっていないか」「痛みは腰痛だけではなく、胸壁浸潤などにより胸部に痛みがあって息が苦しそうなのではないか」などの可能性についても確認をしていくことが重要です。

● 体動時における患者の言葉や行動を見逃さない

上記のように、今ある情報から考えられることを基に今後の観察やケアを組み立てていきます。

疼痛については、「今の段階ではスケールは用いない」と述べましたが、今後は「どのように痛みの強さを捉えるか」を、チームで統一しておく必要があります。Aさんの痛みは、体動に伴って起こるため、看護師が訪室した際に確認しても疼痛がないという可能性もあり、体動時の観察と記録が重要になります。その際には看護師個々の客観的な評価は、人によって見方の違いを起こすことがあるので、VRS（Verbal Rating Scale）やアビー痛みスケール（71ページ参照）など、認知症の人に使用しやすいスケールを用いることも一法です。

ただ、そのスケールも患者にとって理解が難しい場合には、看護師の客観的な評価をチーム間で合意しておき、電子カルテに記載していきます。そこで詳細に記載すべきは、体動時における患者の言葉や行動です。呼吸促迫に伴う呼吸困難なのか、疼痛に起因するものかをアセスメントします。

● アセスメントに必要な「患者を知ろうとする姿勢」

患者の苦痛を緩和しようとするならば、その患者が「生活の中で大事にしたいと考えていることは何か」、そして「今までの人生で何を大切にしてきたのか」を知っておくことが重要です。そうすることで、些細な表情の変化さえも捉えやすくなります。「忙しい業務の中で、そんなことまでできない」と思われるかもしれませんが、患者を知ろうとする姿勢がない中で疼痛緩和をしようとするほうが、よほど時間を要することなのです。

このような看護師のアセスメントにより、医師はAさんに効果的な薬剤選

択がしやすくなります。Aさんは、がん疼痛治療法でいう第1段階の NSAIDs が定期内服されています。それでも疼痛が緩和していないので第2段階の薬剤と鎮痛補助薬を処方することを考えていくことになります。第3段階でも使用できるオキシコドンは少量であれば第2段階の薬剤として使用が可能であり、神経障害性疼痛にも効果があるとされています。

筆者であれば、眠気を起こしやすい薬剤を複数併用するよりも、後者の薬剤のほうが内服錠数も少なく、転倒の危険防止につながると考えるので、自己のアセスメントを伝え、医師と治療について話し合います。

アセスメント後に必要な看護師の2つの役割

● 処方された薬剤の効果を評価する

処方された薬剤の効果を評価することは看護師の大きな役割です。患者に「お薬飲む前と比べてどうですか？」と尋ねるのではなく、看護師が尋ねたそのときに痛みがあるのかないのかをシンプルに尋ねます。患者の言葉から疼痛緩和につなげていくのは看護師の役割です。

侵害受容性疼痛と神経障害性疼痛を一緒に「痛み」と表現してしまっては、効果の評価にはつながりません。どういった痛みが軽減しているのか区別して評価する必要があります。神経障害性疼痛の特徴は本書34ページ表2の「質問票」を参考にしてください。こういった痛みの特徴を基に観察するのです。そして、目線を合わせ、痛みがあるであろう部位を触れたり、さすったりしながら尋ねます。そうすることで、患者は何を看護師が聞いているのか理解しやすくなり、リラックスして安心して答えることができます。

● 薬物以外の疼痛緩和を行う

薬物以外の疼痛緩和を行うのも看護師の大きな役割です。疼痛部位に温罨法を行うことやマッサージすることなどは、患者にとって疼痛緩和因子となるか確認して、ケアに取り入れるのも一法です。ただし、神経障害性疼痛のある場合、マッサージすることで悪化させることがあります。患者が「心地よい」と感じられる場合のみ取り入れるとよいでしょう。

そして、体動時にコルセットの装着をすることや、不用意な体動を起こさないような環境調整も必要です。よく見落とされるのが体圧分散寝具です。

7-2 認知症の人のがんの「痛み」のケア | 181

最近では、電子カルテに褥瘡に関するシステムが入っている施設も増えています。システムに入力して選択された体圧分散寝具が、疼痛により動けない患者に合っているのかはシステム任せではなく、看護師のアセスメントから導き出し、患者がさらなる苦痛を感じないようにしたいものです。

がんの痛みを持つ認知症の人に 看護師ができること

　がん患者の痛みを緩和するには、基本的なことですが「がんの病態把握」が非常に重要です。がんは多くの臓器や皮膚、骨などに存在する病気です。それぞれのがんの特徴を知っておかなければいけません。そして、目覚ましく発展してきた治療が痛みに及ぼす影響も知っておかなければなりません。また、早期発見によりサバイバーとして過ごしている人も増えており、心理的サポートも重要な課題です。

　超高齢社会の中で、がんに罹患している認知症の人はますます増えてきます。看護師は「認知症の人は複雑で、抱えている痛みがわからない」と捉えるのではなく、しっかり整理してアセスメントしていけば、その人にとっての疼痛緩和の在り方が見えてくることを忘れないでください。大切なのは「疼痛さえ緩和すればよい」ということではなく、その人の生き方を理解してサポートすることです。看護師はそういうことができる存在でありたいと思います。

【引用・参考文献】

1）米田俊之編：がん骨転移のバイオロジーとマネージメント，医薬ジャーナル社，p.226，2012.
2）中根実監：がんの痛み　アセスメント，診断，管理，メディカルサイエンス・インターナショナル，p.12-43，2013.
3）独立行政法人国立がんセンター中央病院薬剤部編：オピオイドによるがん疼痛緩和　改訂版，エルゼビア・ジャパン，p.83-107，2012.

7-3

創傷・皮膚トラブルに伴う認知症の人の「痛み」のケア

金沢医科大学看護学部成人看護学 教授 **紺家 千津子** Chizuko Konya

東京大学大学院医学系研究科健康科学・看護学専攻老年看護学/創傷看護学分野 教授 **真田 弘美** Hiromi Sanada

　認知機能が低下すると、ADG が低下し、時には不穏行動によって身体を物にぶつけることがあります。特に高齢者の場合、皮膚の耐久性が低下しているため、これらの状況では「褥瘡」「スキン-テア」「IAD（Incontinence associated dermatitis：失禁関連皮膚炎）」が生じやすくなります。

　数日以上にわたって痛みがある認知機能が低下した入院高齢患者を対象とした「痛み」の調査では、①骨折・骨折の術後、②関節拘縮、③腰痛、④褥瘡・その他の皮膚損傷、⑤がんなどで痛みがあったと報告されています[1]。「褥瘡・その他の皮膚損傷」が認知症高齢患者では第4位であることより、創傷・皮膚トラブル部に対する痛みのケアは重要といえます。

　そこで本稿では、認知症の人（主に高齢者）が保有する可能性がある「褥瘡」「スキン-テア」「IAD」という3つの創傷・皮膚トラブルに関して、発生機序、痛みのメカニズム、疼痛緩和のための創傷・皮膚トラブル部のケア方法を解説します。

3つの創傷・皮膚トラブルの発生機序

● 褥瘡の発生機序

　褥瘡とは「身体に加わった外力は骨と皮膚表層の間の軟部組織の血流を低下、あるいは停止させる。この状況が一定時間持続されると組織は不可逆的な阻血性障害に陥り褥瘡となる」[2]と定義されています。外力とは「圧力」と「ずれ力」を意味していますが、発生には外力による阻血にとどまらず、「阻血性障害」「再灌流障害」「リンパ系機能障害」「細胞・組織の機械的変形」の

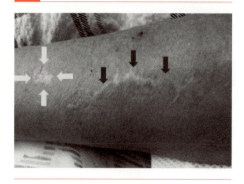

図1 スキン-テアの既往を示す瘢痕所見

白色の矢印:「白い星状」の瘢痕
黒色の矢印:「白い線状」の瘢痕

4つが複合的に関与している[2]と考えられています。

　褥瘡発生のリスク要因は、本邦にて一般的に使用するとよいとされているブレーデンスケール[3]では、「圧迫」と「組織耐久性」の要因が複雑に関係していることを基に、スケールの項目が構成されています。圧迫に関する項目には知覚の認知、活動性、可動性が、組織耐久性に関する項目では湿潤、摩擦・ずれ、栄養状態があります。したがって、認知症の人では、圧迫に関する項目のみならず、組織耐久性の項目にも影響を及ぼすため、褥瘡発生のリスクは高いといえます。

● スキン-テアの発生機序

　スキン-テアとは「摩擦・ずれによって、皮膚が裂けて生じる真皮深層までの損傷（部分層損傷）」をいいます[4]。通常の医療や療養環境の中で生じる摩擦やずれによって、主に高齢者の四肢に発生する皮膚の急性損傷です。

　スキン-テア発生のリスク要因には「スキン-テアの保有と既往」と「皮膚が脆弱で、かつ摩擦・ずれの外力が加わる」があります。スキン-テアの既往は、家族を含め記憶しているとは限らないため、不明な時にはスキン-テアの治癒後に生じる白い星状や線状の特徴的な瘢痕の有無でアセスメントをします（図1）。「皮膚が脆弱で、かつ摩擦・ずれの外力が加わる」については、加齢などにより皮膚は脆弱化し、不穏行動や多動で物にぶつかることがあれば摩擦・ずれの外力が加わります。そのため、認知症の人ではスキン-テア発生のリスクは高いといえます。

● IADの発生機序

　IADとは「局所皮膚に炎症が存在することを示す広義の概念」であり、そのなかに、いわゆる狭義の湿疹・皮膚炎群（おむつ皮膚炎）や、物理化学的皮膚障害、皮膚表在性真菌症を包括しています[5]。これは、尿や便が皮膚に付着し、角質細胞は水分過多により浸軟し、皮膚のバリア機能が低下します。

そして、このような皮膚は摩擦係数の増加により、失禁パッドなどとの摩擦によって容易に表皮が損傷するため、IAD が発生します。

さらに、皮膚のバリア機能が低下しているため、細菌や真菌の皮膚への侵入や、水様便中の脂肪分解やタンパク質分解酵素による皮膚への刺激によっても IAD は発生します。

IAD 発生のリスク要因は「軟便、もしくは水様便」「強い臭気を伴う尿」といわれています[6]。認知症の人の行動障害で頻度が高いのは「失禁」であることより[7]、消化機能の低下や尿路感染症などを認めた認知症の人の場合には、特に IAD 発生のリスクは高くなります。

3 つの創傷・皮膚トラブル部の痛みのメカニズム

創傷・皮膚トラブル部の痛みについて解説する前に、皮膚が痛みを感じるメカニズムについて説明します。

皮膚の痛覚に携わる自由神経終末は、表皮真皮境界部にあります。自由神経終末は、顔面や手背や足背は密にあり、褥瘡の好発部位である仙骨部にもかなり密にあります。そのため、表皮が剥離している「びらん」という状態では、触れるといった少しの刺激でも自由神経終末が直接刺激されるために強い痛みを感じます。その他に、痛みが長期間持続的に発せられると神経回路は可塑的に変化するため、障害部が治癒していても痛みが続く「慢性痛」となります[8]。したがって、慢性痛を生じさせないためにも、創傷・皮膚トラブル部の早期治癒が重要です。

● 褥瘡の痛みのメカニズム

褥瘡の深達度では、DESIGN-R の d2 の真皮までの損傷では、表皮真皮境界部にある自由神経終末は創面に露出しています。そのため、わずかな創面の刺激でも直接、自由神経終末が刺激されるために強い痛みを感じます。

その他、感染、あるいは DTI（Deep tissue injury：深部損傷褥瘡）でも強い疼痛を伴います。なお、この DTI とは「表皮が破綻していなくても皮下組織より深部の組織で損傷が起こっている状態」です。

● スキン-テアの痛みのメカニズム

スキン-テアは、真皮深層までの損傷で、褥瘡の d2 と同じように自由神経

終末の刺激を受けやすいために強い痛みを伴います。ただし、スキン–テアでは真皮の露出している部分が皮弁で完全に覆われると侵害刺激が低減するため、痛みは軽減します。

● IAD の痛みのメカニズム

IAD は、物理的な刺激で表皮が剥離してびらんや潰瘍、あるいは感染を含む炎症によって紅斑を生じます。IAD は、びらん単独の状態を呈することは少なく、びらんと紅斑、びらんと潰瘍というように状態が混在しています。したがって、IAD は痛みを伴う皮膚トラブルといえます。

さらに、痒みがある場合には、そのつらさを解消しようと掻破し、皮膚を損傷することで新たな痛みが生じる可能性があります。

疼痛ゼロのための
創傷・皮膚トラブル部のケア方法

創傷・皮膚トラブル部の痛みに対するケアにおいて共通することは「痛みを観察する」ことです。どのようなときに、どのような痛みを生じているのか、聞き取りだけでなく、表情や身体の動きに着目してアセスメントすることが重要です。痛みが生じている状況を確認することで、個々に適したケア計画が可能となり、効果的な疼痛緩和につながります。

● 褥瘡のケア方法

1）創傷の状態によって生じる痛みへのケア

創傷の状態によって痛みが生じるのは「深達度が DESIGN-R の d2 の真皮までの損傷があるとき」「強い炎症を伴う感染があるとき」「DTI があるとき」です。したがって、DESIGN-R を用いて、まず創傷をアセスメントし、ケア方法を検討します。

d2 の場合は、創面に露出した自由神経終末を湿潤環境でカバーし、かつ機械的刺激をやわらげる創傷被覆材により鎮静効果が期待できます。感染については、創傷をアセスメントし、壊死組織がある場合には除去、感染抑制作用を有する外用薬を選択しますが、全身に感染が影響を及ぼしている場合には内服などによる抗菌薬投与が必要となります。

DTI については、疼痛以外に触診によって周囲の健常皮膚と比較して硬結や泥のような浮遊感、温かいや冷たいといった皮膚温の変化について観察を

186 第7章 認知症の人の「痛み」に原因別に対処する

行い、さらに超音波画像診断を行います。DTI が疑われる場合は、全層損傷の褥瘡で使われる体圧分散寝具で体圧管理をします。

2）創傷ケアによって生じる痛みへのケア

　創傷のケアによって痛みを生じるのは「創傷被覆材を剥離するとき」と「創を洗浄するとき」です。

〈創傷被覆材を剥離するとき〉

　創傷被覆材を剥離するときの対応は、使用する創傷被覆材の選択が最も重要です。被覆材としてガーゼを使用すると、創面は乾燥し、血小板やフィブリンからなる痂皮で覆われ、その後も痂皮を滲出液が水蒸気となって通過していくため創面が乾燥し、創面に残っている真皮や肉芽組織や基底細胞は乾燥によって壊死します。この状態でガーゼを剥離すると、新生された細胞まで剥離され、強い痛みを伴いながら二次損傷が生じます。したがって、創面に固着しない創傷被覆材の選択が必要です。

　さらに、創傷被覆材を固定するための医療用テープの粘着剤の選択も、剥離時に痛みを生じるために重要です。粘着剤がシリコーン系やウレタンジェル系やアクリルゲル系だと剥離時の角質剥離が少ないため、疼痛も軽減されます。

　なお、最も重要なことは「適切な剥離手技」です。剥離するテープ材を 180 度近く、剥がす方向に反転させて、医療用粘着剥離剤を使用して皮膚から粘着剤が自然に浮かぶようにしながら愛護的に剥離します。

　創傷被覆材を貼付するときのケアとしては、剥離時の刺激を回避するために、事前に皮膚を保護する方法があります。創周囲を洗浄等で清潔にした後、粘着剤が接する皮膚に非アルコール性の皮膚被膜剤を塗布します。塗布後は、被膜剤が乾燥したことを確認し、医療用テープを貼付します。これによって、剥離時の疼痛軽減のみならず、テープ剥離によるスキン-テア予防にもつながります。

〈創を洗浄するとき〉

　創を洗浄するときの対応は、まず創周囲皮膚から洗浄します。皮膚の pH を崩さない弱酸性の皮膚洗浄剤を使用し、ガーゼなどではなく、処置用手袋を装着した手指で優しく洗浄します。創面は、微温湯で圧をかけずにやさしく洗い流します。温めてあっても水道水では、組織との浸透圧の差により疼痛が惹起されることがあるので、生理食塩水を使用します。洗浄液は体温よ

りやや高い38℃前後に温めておき、異物や壊死組織を取り除くために十分な量を用います。

● スキン-テアのケア方法

1）創傷の状態によって生じる痛みへのケア

スキン-テアは全て真皮までの損傷であるため、創面に露出した自由神経終末を湿潤環境でカバーし、かつ機械的刺激をやわらげる創傷被覆材により鎮静効果が期待できます。

2）創傷ケアによって生じる痛みへのケア

スキン-テアの創傷は、まず日本創傷・オストミー・失禁管理学会が作成した「STAR 分類」[*1]を用いてアセスメントし、ケア方法を検討します。創傷のケアによって痛みを生じるのは「カテゴリー 1a、1b、2a、2b の皮弁を元に戻すとき」「創傷被覆材を剥離するとき」「洗浄するとき」です。

スキン-テアが褥瘡と大きく異なる点は、皮弁があることです。皮弁がある場合には、完全に創面を覆い隠せなくとも必ず戻します。湿らせた綿棒、手袋をした指、または無鈎鑷子を使って、皮弁をゆっくりと元の位置に戻します。この処置は疼痛を伴うため、事前に十分説明をしてから実施します。

痛みを伴うにもかかわらず実施する理由は、戻した皮弁が生着すると上皮化する面積が小さくなるため早期治癒が期待できるからです。さらに、創面に露出した自由神経終末が皮弁によってカバーされるため、疼痛の緩和がはかれます。そのため皮弁が乾燥して元に戻せないときでも、生理食塩水を染み込ませたガーゼを乾燥した皮弁部に 15 分程度貼付してから元に戻します。

創傷の被覆は、皮弁がある場合には、皮膚接合用テープによる皮弁の固定や、シリコーンゲルメッシュドレッシング、多孔性シリコーンゲルシート、ポリウレタンフォーム/ソフトシリコーンなどの非固着性の創傷被覆材を用います。放置すると皮弁の位置がずれて創面が露出する場合も、同様な創傷被覆材を選択します。皮弁がない場合には、褥瘡と同様に創傷被覆材にて湿潤環境を保ちます。外用薬を用いる場合には、上皮化を促進させるために白色ワセリン、ジメチルイソプロピルアズレンなどの創面保護効果の高い油脂性基剤の軟膏と非固着性のガーゼ、あるいはトラフェルミンと非固着性の

---

*1 日本語版 STAR スキンテア分類システム：一般社団法人日本創傷・オストミー・失禁管理学会のホームページで確認できる。
　　http://www.jwocm.org/pdf/starJapaneseFinal.pdf

図2 創傷被覆材除去時に皮弁の固定を妨げない剥離の方向

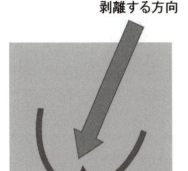
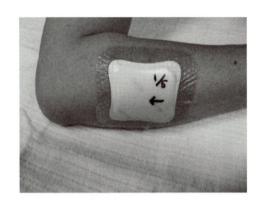

写真のように創傷被覆材に剥離の好ましい方向を矢印で示しておく

ガーゼを選択します。

　創傷被覆材によって新たなスキン-テアを発生させないために、皮弁や創周囲皮膚に創傷被覆材が固着するハイドロコロイドドレッシング材は使用せず、前述した非固着性の創傷被覆材を選択します。また、医療用テープによる固定方法ではなく、筒状包帯などで固定します。やむなく医療用テープを用いる場合は、シリコーン系の粘着剤を選択します。

　剥離時は基本的に褥瘡に準じますが、注意点として不透明な創傷被覆材を用いた場合、除去時に皮弁固定を妨げない好ましい剥離の方向を示す矢印を創傷被覆材に記入しておきます（図2）。なお、洗浄時の留意点は、褥瘡に準じます。

● IADのケア方法

1）IADの原因となる排泄物の性状コントロール

　IADでは、発生の原因となる「軟便、もしくは水様便」「強い臭気を伴う尿」をコントロールすることが優先されます。軟便や水様便に対しては、食事や必要時薬剤にて便の形状を正常化させます。強い臭気を伴う尿に対しては、尿路感染症が疑われるため、検査を行い、必要時には薬物療法にて尿を正常化させます。

2）皮膚トラブルの状態によって生じる痛みへのケア

障害の程度や障害のサイズによってケアは異なるので、まず日本創傷・オストミー・失禁管理学会で開発された「IAD 重症度評価スケール」（IAD-set)[*2]にてアセスメントをします。

紅斑や小範囲のびらんがある場合には、びらん部にストーマ用粉状皮膚保護剤を散布し、紅斑部より広範囲に撥水性のオイルやクリーム、非アルコール性皮膚被膜剤を塗布します。

潰瘍や広範囲なびらんがある場合には、感染や皮膚疾患を疑います。皮膚障害の周囲に、強い炎症徴候がある場合、あるいは多発している場合には、他の皮膚疾患も疑われるため医師に報告する必要があります。感染がなく排泄物の付着が原因でびらんまで至った IAD を広範囲に認める場合には、亜鉛化軟膏にストーマ用の粉状皮膚保護剤をミックスし、びらん部に殿部に塗布する方法があります[6]。ただし、排泄ごとに洗浄は行わず、便で汚染されていてもミックスした軟膏が剥がれた部位に再度軟膏を塗布するのみとし、洗浄は 1 日 1～2 回にとどめます。

このケアは、ストーマ周囲の皮膚が皮膚保護剤で保護されている原理を応用したものです。洗浄回数を制限するのは、汚れを落とそうとして擦る機械的刺激が、上皮形成を妨げるためです。

真菌が疑われる場合には、早急に医師に連絡し外用療法などを行います。

3）皮膚トラブルのケアによって生じる痛みへのケア

創傷のケアによって痛みを生じるのは「洗浄時」です。温めた水道水で痛みを伴う場合は、生理食塩水を使用します。洗浄液は体温よりやや高い 38℃前後に温めておき、圧をかけずに洗浄します。

創傷・皮膚トラブル部のケアにおける
共通の留意点

創傷・皮膚トラブルが生じると痛みを伴いますが、認知症があると痛みを表現できないために落ち着きがなくなることがあります。創傷・皮膚トラブ

---

*2 IAD 重症度評価スケール：一般社団法人日本創傷・オストミー・失禁管理学会が 2018 年度に IAD-set のスケールを含むベストプラクティスを発刊予定。
http://www.jwocm.org/

ルの早期発見のために、リスクアセスメントのみならず、「いつもと様子が異なる」と感じたら、特に手の動きに注目し、手が触れた皮膚を観察する必要があります。

　創傷・皮膚トラブルを生じた場合には、まず初回の創部のケア方法を十分検討して実施する必要があります。実施の際には、

・今からケアを行うことに同意を得る
・苦痛のない姿勢で行う
・局所ケアは愛護的にする
・ケア中も苦痛がないかを確認する
・短時間で終える
・ケア中も目を合わせて声をかける

という基本的な条件を満たすケアを行います。

　これらの条件が整っていないと、「このケアは苦痛や恐怖がある」という印象を認知症の人に抱かせてしまい、次回、「ケアします」と伝えただけで、本人にはこの記憶がよみがえってしまいます。

　さらに、安楽なケアとなるよう1人ではなく複数でケアを行うことや、医療器具などが多々あるような空間では恐怖を感じやすくなるためケアを行わないなど、環境も考慮する必要があります。

【引用・参考文献】

1）北川公子：認知機能低下のある高齢患者の痛みの評価　患者の痛み行動・反応に対する看護師の着目点, 老年精神医学雑誌, 23（8）, p.967-977, 2012.
2）日本褥瘡学会褥瘡：ガイドブック第2版 褥瘡予防・管理ガイドライン（第4版）準拠, 照林社, p.8-20, 2015.
3）Brown SJ：The Braden Scale：a review of the research evidence, Orthopaedic Nursing, 23（1）, p.30-38, 2004.
4）日本創傷・オストミー・失禁管理学会：スキン-テア（皮膚裂傷）の予防と管理, 照林社, p.6-8, 2015.
5）市川佳映, 大桑麻由美, 真田弘美：IADの予防とケア, Visual Dermatology, 17（2）, p.134-138, 2018
6）Ichikawa-Shigeta Y, Sanada H, Konya C, et. al：Risk assessment tool for incontinence-associated dermatitis in elderly patients combining tissue tolerance and perineal environment predictors：a prospective clinical study, Chronic Wound Care Management and Research, 2014：1, p.41-47
7）Nakayama N, Suzuki M, Endo A, et al.：Impact of dementia on behavioral independence and disturbance, Geriatrics & Gerontology International, 17（4）, p.605-613, 2017.
8）松崎恭一：創傷治療と疼痛ケア, 創傷, 1（2）, p.59-66, 2010.

7-4

認知症の人の
関節の「痛み」のケア

慶友整形外科病院診療部診療副部長 慶友研究支援センターセンター長/理学療法士 **宮本 梓** Azusa Miyamoto

　関節の痛みは、QOL と ADL を著しく障害します。特に認知症の人においては、痛みの訴えが乏しいがゆえに医療者に対して正確に伝えることができず、痛みの原因を診断されにくいことや、診断されても治療的介入に苦慮することが少なくありません。

　本稿では、認知症の人における関節の痛みの予防と、関節の痛みに対処するリハビリテーションを紹介します。

関節の痛みを予防する方法

　まず、関節の痛みを予防する方法です。

　近年、「サルコペニア」という言葉を耳にする機会が増えました。サルコペニアとは「加齢や疾患により筋肉量が減少することで、全身の筋力低下および身体機能の低下が起こること」を指します。サルコペニアの有症率は、65歳以上の地域在住高齢者の20％程度[1]と報告されています。サルコペニアは骨粗鬆症を合併する率が高くなることもわかっています[2]。

　高齢者が、筋肉量が減少し、身体機能の低下を呈すサルコペニアとなり、さらには骨粗鬆症を合併すると転倒による骨折や関節痛を発生するリスクが増加することは容易に想像できます。

　サルコペニアの予防・改善には、「栄養補給」と「積極的な運動」が重要です。「栄養補給」については、必須アミノ酸であるロイシンとビタミンDが筋の同化作用を高めるために重要になります。一方、「積極的な運動」とは、レジスタンストレーニング（中等度から高強度の筋力トレーニング）が最も優れるとされる報告、あるいは有酸素運動（散歩など）を行うだけでも効果

192　第7章　認知症の人の「痛み」に原因別に対処する

| 図1・図2・図3 | 足踏み運動 |

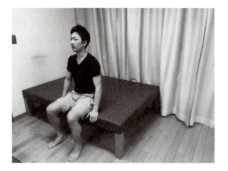
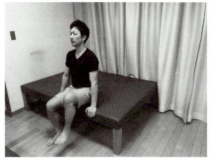
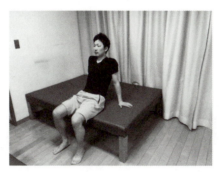

を得るという報告などがあります[3]、[4]。しかし、それぞれの報告によって運動方法や運動強度が異なるために一定した見解は得られていません。

また、前述した必須アミノ酸であるロイシンを摂取することでその効果を増加させることができることも報告されています[5]。

関節の痛みをリハビリテーションで軽減する

次に関節の痛みを既に有している場合のケアです。

関節の痛みの原因を明確にし、その原因を投薬等、もしくは外科的治療によって治療されることが、まずは望まれるでしょう。一方で、認知症高齢者に対するリハビリテーションの有効性は多く報告されており、筋力増強効果も証明されています[6]。

そこで、本稿では以下に、頻度の高い膝関節の痛みと腰背部の痛みのリハ

図4・5 お尻上げ

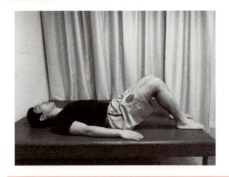
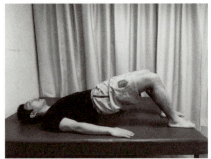

図6・7 スクワット

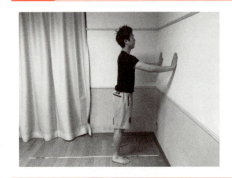
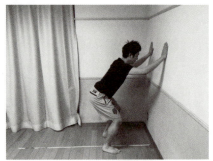

ビリテーションを紹介します。

1）足踏み運動

　座位となり、脚を交互に上げ下げします。回数は片脚20回ずつにしましょう。座位が不安定な場合、上肢は何かを把持したり、後ろに手の平を着いたりしてください（図1、2、3）。

2）お尻上げ

　上肢は胸の前に組んでも体の横に置いてもどちらでも結構です。膝関節は直角を目安に曲げてください。できるだけお尻を持ち上げるようにしましょう。回数は20回行いましょう（図4、5）。

3）スクワット

　膝を曲げる角度は60度程度までとしてください。わずかに曲げる程度でも十分効果はあります。無理に曲げないように注意してください。また、立

図8 片脚立ち

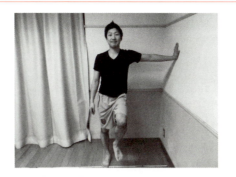

図9・10 背筋

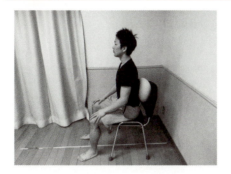
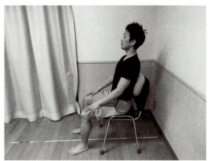

位が不安定な場合は、手すりや壁を支えに行い、後方に必ず椅子を用意してください。回数は10〜20回を目安に行いましょう（図6、7）。

4）片脚立ち

片脚で立ち、その姿勢を5〜10秒維持します。その際、手すりや壁を支持としていたり、介助者と両手をつないだりして行ってください（図8）。

5）背筋

腰背部の痛みには、背筋のトレーニングが最も有効です。背もたれのある椅子に座り、体幹を伸展することで背もたれを押してください。この背もたれを押した姿勢で5秒静止するようにしてください。回数は10〜20回を目安に行いましょう。

また、実施する場合には写真のように体幹と背もたれの間にやわらかいボールやタオルを挟むと行いやすくなります（図9、10）。

最近では、筋力トレーニングを行う際に簡単な計算課題や語想起課題など
を行うことで認知機能の維持・向上が期待できると報告されています[7]。認
知症の人のリハビリテーションには、ぜひ加えたい方法です。

　介助者や医療従事者は、計算問題とまではいかなくても話しかけながら
（朝食のメニューを聞くなど）リハビリテーション行うことも効果的であると
思われます。

【引用・参考文献】

1) Yamada M, et al.：Prevalence of sarcopenia in community-dwelling Japanese older adults, J Am Med Dir Assoc, 14 (12), p.911-915, 2013.

2) Sjoblom S, et al.：Relationship between postmenopausal osteoporosis and the components of clinical sarcopenia, Maturitas, 75 (2), p.175-180, 2013.

3) Ardawi MS, et al.：Physical activety in relation to serum sclerostin, insulin-like growth factor-1, and bone turnover markers in healthy premenopausal women：a cross-sectional and a longitudinal study, J Clin Endocrinol Metab, 97 (10), p.3691-3699, 2012.

4) Peterson MD, et al.：Resistance exercise for muscular strength in older adults：a meta-analysis, Ageing Res Rev, 9 (3), p.226-237, 2010.

5) Kim HK, et al.：Effects of exercise and amino acid supplementation on body compositeon and physical function in community-dwelling elderly Japanese sarcopenic women：a randomized controlled trial, J Am Geriatr Soc, 60 (1), p.16-23, 2012.

6) Heyn PC, et al.：Endurance and strength training outcomes on cognitively impaired and cognitively intact older adults：a meta-analysis, J Nutr Health Aging, 12 (6), p.401-409, 2008.

7) Law LL, et al.：Effects of combined cognitive and exercise interventions on cognition in older adults with and without cognitive impairment：a systematic review, Ageing Res Rev, 15, p.61-75, 2014.

7-5

排尿障害に伴う
認知症の人の「痛み」のケア

きちっと居宅介護支援事業所/看護師・コンチネンスアドバイザー　**佐藤　文恵** Fumie Sato

大切な情報になる
本人・介護者の日頃の訴え・気づき

● 見過ごされやすい認知症の人の排尿時の痛み

　認知症の人の排尿に伴う痛みは、臨床でよく見られますが気づかずに見過ごされがちです。

　一例として、腹部膨満増強で緊急受診し、水腎症で死亡した要介護高齢者のケースでは、数日間、ベッド柵を叩き、不眠のため投薬対処されましたが、本人の尿排出困難による痛みや不快感、そして、おむつが濡れていないことには注目されませんでした。

　ほかにも、強い尿意切迫感でトイレへと何度も立ち上がるため、不穏転倒のリスクを検討されていたのに、本人に蓄尿障害に伴う痛みや不快感があると理解されず混乱・パニックを来たした例や、軽失禁で尿臭が悪化し、子宮脱と診断された要支援の女性は、日々悪化する皮膚の痛みやかゆみを、単なる認知症の症状である「不機嫌→不穏」と思われ、排泄に関する治療・ケアが全くなされませんでした。

　このように見過ごされがちな認知症の人の排尿に伴う痛みには「蓄尿機能」「排尿機能」「それ以外の性差の違いや加齢など」で起こる痛みがあります。特に「排尿症状」「蓄尿症状」「排尿後症状」の３つに分類される下部尿路症状をよく観察し、どのような働きに問題が生じて痛みが起こっているかを考えることが重要です。

　図１の「"快尿ケア"アルゴリズム」は筆者が、本人の訴え・介護者の気づきをもとに排尿の状況をアセスメントするものです。このようなアルゴリ

図1 "快尿ケア"アルゴリズム（佐藤文恵編 2018年1月改変）

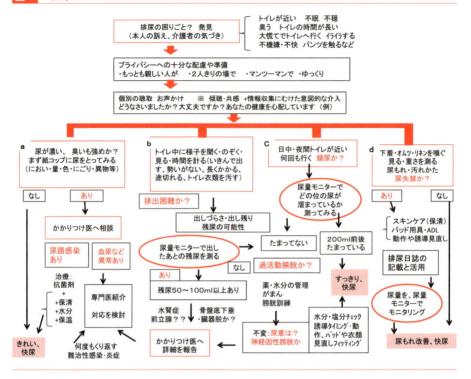

ズムを用いて、本人・介護者の日頃の訴え・気づきをきっかけに十分な配慮のもと、意図的な介入を確実に進め、対応を検討することが重要です。

● 早期の身体的痛みへの対処が不安・苦悩の増悪を防ぐ

下部尿路（膀胱と尿道）の働きは、尿を一時的に溜め（蓄尿：交感神経）、必要時に排出（排尿：副交感神経）する機能で、緻密な神経・筋構築、伝達物質や受容体の制御により膀胱・尿道は弛緩・収縮の相反する機能を滞りなく発揮します[1]。

これらの排尿運動を巧妙に調節している脳・脊髄・末梢神経により構築されている神経回路が障害を受け、排出と蓄尿から成る排尿のサイクルが円滑に営まれなくなった病態を「神経因性膀胱」と言います[2]。

認知症の原因疾患や進行時期によっても、発現しやすい下部尿路症状があります。1日中、昼も夜も、何度も繰り返される排尿とそれに伴う痛みは、頻度・回数からも精神的ダメージが大きく、早期の身体的痛みへの対処が不

安・苦悩の増悪を防ぎます。

排尿障害に伴う「痛み」と
ケアの進め方

　認知症の人の多くは「機能性失禁」（運動機能や精神機能の低下による失禁）による蓄尿障害と捉えがちですが、まず「溢流性失禁」（排出困難で膀胱から尿が漏れる失禁）ではないことを確認する必要があります。排尿障害では腎機能障害・尿路感染症が大きなリスクになるため、生命予後を勘案して「排尿障害」の改善を優先し、状態が落ち着いた後、QOL改善維持の観点から「蓄尿障害」への対応を行います。

　多くの神経疾患は排尿・蓄尿の両障害を発現し、多系統萎縮症では神経症状に先行して排尿症状が出現することもあり、起立性低血圧、便秘、性機能障害、発汗障害など他の自律神経症状、運動障害による日常生活動作低下なども加味して検討します[3]。

　以下、「排尿」「蓄尿」「その他（男女の性差によるもの）」の3つに分けて、排尿障害に伴う痛みとケアの進め方について述べます。

● 「排尿」で注意したい下腹部の張り感や座位・腹圧上昇時の苦痛・違和感

　認知症の人に「尿閉」がみられるときは、腎機能維持の観点から速やかに導尿で尿を排出し、その後の治療を検討します。

　「排尿」の観察は健康管理上、大変重要です。1日の尿量、排尿回数を調べ、残尿の可能性があれば残尿測定を行います。今では、簡単に残尿を測定できる尿量モニターも普及してきました。尿量の測定時には、「おむつ・パッドの重量」「便器・尿器に自力排出した量と排出状況」「その直後の残尿量」を記録します。少なくとも、この排尿記録を2〜3日記載しましょう。カフェイン類の摂取や利尿剤などの反応や効果も確認できます。

　「下腹部を押さえると拒否したり、機嫌が悪くなったりする」「おなかを伸ばす体操や深呼吸などの動作をしない」「いつも前傾姿勢で活動性が低下している」など状態の観察と、おなかの触診、吐き気・食欲低下等、排便状況も確認します。膀胱収縮不良の場合は尿閉や残尿増加を繰り返すので、専門医と安全な下部尿路管理について、処置、投薬、原疾患の根治術も含め、十分に検討します。

● 不快な「蓄尿」症状によって臨床的に診断される過活動膀胱

　蓄尿症状のうち、尿意切迫感（突然に起こる我慢できないような強い尿意であり、通常の尿意との相違の説明が困難なもの）を必須とした症状症候群を「過活動膀胱」と言います。通常は頻尿と夜間頻尿を伴います。

　鑑別診断として、悪性腫瘍、尿路結石、下部尿路の炎症性疾患（細菌性膀胱炎・尿道炎・前立腺炎・間質性膀胱炎）、子宮内膜症などの膀胱周囲の異常、多尿、心因性頻尿、薬剤の副作用などがあります[4]。

　この過活動膀胱は、認知症の原因疾患として多くみられ、明らかな神経学的異常（脳血管障害・脊髄損傷など）起因のものと、特定できない非神経因性（特発性）に大別されます[5]。また「膀胱知覚が過敏状態」とも言われます。「膀胱知覚」は、正常/亢進/低下/欠如（膀胱充満感や尿意がない）/非特異的（膀胱に特有の知覚ではないが膀胱充満を腹部膨満感、自律神経症状、痙性反射として感じる）の５つに分類されます[6]。

　過活動膀胱・頻尿による蓄尿時の不快な痛み・切迫感が認められる場合、原因として膀胱炎や残尿がないかを確認し、問題がなければ、膀胱知覚過敏に対して膀胱訓練を実施します。水分摂取量と排尿記録（排尿日誌）をもとに、尿意を感じてもやり過ごし、ひと呼吸待つ、また次の尿意を感じてもやり過ごす、という「尿意を感じても排尿しないでがまんを繰り返す訓練」で徐々に時間を延ばし、排尿の回数減少、排尿の間隔が２、３時間になるよう訓練します。膀胱の緊張をとる末梢性抗コリン剤を併用することが多く、残尿や口渇、便秘などの副作用に注意します。

　また「下半身の保温」「マッサージ」「トイレの不安から気持ちをそらす話題をふる」など個別の介入が有効です。濃縮尿は膀胱壁をより刺激するので、飲みものは冷た過ぎず、飲み込みやすい刺激の少ないものを適量摂取します。レビー小体型認知症では上部消化管機能低下が先行して出現することがあり、摂取状況にも丁寧な観察が大切です。

● 男女の性差による痛みや不快

〈男性の場合〉

　男性の場合は、前立腺由来の疾患やその治療による刺激症状、瘢痕化のつっぱり感、排尿時の不快感、陰部の血流障害による前立腺炎や陰部周辺の違和感などが排尿時の「痛み」に関連します。また、個々の特性から「ズボンを股上に食い込むほど強く引き上げてはく癖」や、性的嗜好による過剰な

局所刺激などの習慣も影響します。

そして、「痛み」があると、「座位の維持ができずに立ち上がる」「不機嫌な精神状況」「パンツに手を入れて何度も股間を触る」など落ち着かない状況が見られます。

対応としては、専門医受診により症状緩和を進めると同時に、内服管理をして、薬の効果・副作用の観察も行います。また、下着を工夫したり、保温を心がけ、自転車の乗車や長時間の座位を避けるなど配慮も必要です。

〈女性の場合〉

多くの高齢女性は、周産期の健康管理が不十分で多産傾向であった上、産後のダメージを補完していた周囲の組織の脆弱化が起こりやすくなるため、排尿時の痛みを訴えたときには、妊娠や出産歴の聴取も重要です。加齢や閉経で後部を支える膣・子宮などのエストロゲン感受性臓器の萎縮[7]、骨盤腔内の治療や照射など婦人科系疾患の影響などで骨盤底の下垂・臓器脱が疑われる場合は、下垂感や痛み、はさまったような違和感・不快感があります。しゃがみ姿勢で腹圧をかけて強くいきんでもらい、まず外陰部の変化を、そして内診で膣萎縮や弛み脱出、汚れや付着物、皮膚症状を確認します[8]。

対応としては、専門医受診による治療、タンポンやリング・ペッサリーの固定、固定下着や着用ベルトの紹介、骨盤底への負荷を極力かけない体位・動作の工夫、骨盤底筋体操などを指導します。なお、ホルモン低下による痛みや萎縮などの症状が強い場合は、ホルモン補充療法の導入などを、専門医と相談します。

排尿に伴う痛み以外の 関連のある「痛み」にも注意

以上、3つに加えて、「その他」の対応として、排尿障害の悪化・遷延化で生じた皮膚障害に伴う痛み・かゆみ・ヒリヒリ感については、感染性のものや難治性の場合は専門医を受診し、皮膚の状態に応じたスキンケアや予防的保護を行います。一般に「おむついじり」と受け取られがちな行動に対しては、下着・アウターとインナー・パッド類を見直し、ポリマー・パルプ・ゴムの素材アレルギーや撥水・防水機能による湿度上昇などを確認し、用品選択・交換タイミングなどを再検討します。

生活習慣病は、動脈硬化、血流障害、末梢臓器の機能低下[9]を来たします。膀胱虚血、糖尿病による末梢神経障害などの悪化を防ぐために、生活習慣病がある場合、その症状の安定・維持をはかります。

なお、急性疼痛には速やかな対処が求められます。一方、慢性疼痛は排尿動作時に痛みが増悪しないよう、今まで述べてきたような対応で調整します。

*

排尿障害を起こしやすい認知症の人は、その多くが羞恥心やコミュニケーションの障害により苦痛・不快を自ら訴えることができません。周囲の温かく丁寧なかかわり、看護師の専門的知識によるアセスメントとケアが、その人の尊厳を守り、心身の安定、QOL向上につながります。

【引用・参考文献】

1）一般社団法人日本創傷・オストミー・失禁管理学会（編）：排泄ケアガイドブック，照林社，p.10，2017.
2）後藤百万，渡邉順子編：特集 排尿ケアQ＆A，ナーシングケアQ＆A12，p.32，2006.
3）日本排尿機能学会 パーキンソン病における下部尿路機能障害診療ガイドライン 作成委員会（編）：パーキンソン病における下部尿路機能障害診療ガイドライン，中外医学社，p.43，2017.
4）前掲書2），p.30.
5）日本排尿機能学会 過活動膀胱ガイドライン作成委員会（編）：過活動膀胱診療ガイドライン，ブラックウェルパブリッシング，p.6，2005.
6）日本排尿機能学会 男性下部尿路症状診療ガイドライン作成委員会（編）：男性下部尿路症状診療ガイドライン，ブラックウェルパブリッシング，p.4，2008.
7）前掲書1），p.11.
8）前掲書1），p.54.
9）前掲書1），p.16.

7-6

排便障害に伴う
認知症の人の「痛み」のケア

浜松医科大学臨床看護学講座 助教　**内藤 智義** Tomoyoshi Naito

認知症の人に多い排便障害
「便秘」と「下痢」「便失禁」

　認知症の人は、「便意を感じても正確に訴えられない」「トイレの場所がわからない」「いきむことを忘れてしまう」など排便行為がスムーズに行えないことで「排便障害」が起こりやすくなります。

　排便障害は、単に「便が出ない」「便が漏れてしまう」といった現象だけの問題ではありません。腹痛や肛門痛といった二次的な痛みを生じることがあります[1]。具体的には、「腹痛」は便秘に対して治療薬として用いられる大腸刺激性下剤の投与によって起こり[2]、「肛門痛」は下痢や便失禁によって肛門粘膜や周囲皮膚に炎症を起こして発生します。どちらも本人にとってはつらい状態となります。

　排便障害を抱える認知症の人は、排便がうまくいかないことに伴う痛みから落ち着かなくなり、認知症の行動・心理症状（BPSD）を引き起こすことがあり、安定した生活の継続に多大な影響を及ぼす可能性があります[3]。

　さらに排便に関わることは、人の尊厳、羞恥心や対人関係にも影響を及ぼすため、できるだけ早期に介入する必要があります。認知症の人の場合、自らの痛みを的確に表現することが難しく、生じている問題をセルフケアで解決できないため、生理的ニーズを満たし、心身の状態を整えることがケアする側の重要な役割となってきます。

　本稿では、認知症の人の排便障害のうち、便を出せない排便困難としての「便秘」、便を溜められない蓄便障害としての「下痢」と「便失禁」に焦点を当てて、それらに伴う痛みとケアについて述べていきます。

「便秘」に伴う痛みとケア

● 便秘とともに現れる「激しい腹痛」では器質性疾患をまず疑う

便秘は認知症の人に多くみられる排便障害の症状です。便秘では「腹痛」「腹部膨満感」「排便困難感」などの症状を認め、随伴症状として「悪心・嘔吐」「食欲不振」「頭痛」などがあります。

便秘とともに激しい腹痛や腹部膨満症状を伴っている場合は、必ず腹部の触診や聴診を行い、大腸がんや腸閉塞などの器質性疾患に伴う便秘でないか鑑別することが重要です。腹部の触診では、圧痛や筋緊張の有無を確認し、聴診によって腹鳴の低下、金属音の存在を察知していきます。また便の口径の変化、便潜血陽性、血便、鉄欠乏貧血、体重減少がある場合は、器質性の便秘を疑う徴候になります[4]。

器質性の便秘では、原疾患の精査や治療を行う必要があります。特にレビー小体型認知症では腸管壁内神経叢の障害により便秘の頻度が高く、麻痺性イレウスに注意する必要があります[5]。

● 大腸刺激性下剤による腹痛に注意して段階的に便秘治療を展開する

介護施設の高齢者では下剤を使用している人が6〜8割と多く[6]、[7]、入院している高齢者と介護老人保健施設に入所している高齢者の8割は下剤を内服しており、そのうち4割に下痢症状が出現しながらも便秘症状が軽減していない傾向がみられています。また、排便を促す対処方法は「下剤の内服以外はあまり実施されていない」と報告されています[8]。

つまり、これらの調査から病院や施設で便秘を発症した場合、下剤使用を中心とした対処がなされていると考えられます。使用されている下剤には、センナやピコスルファートナトリウム水和物などの「大腸刺激性下剤」が含まれているでしょう。大腸刺激性下剤は排便促進効果が高いのですが、その使用に伴って、腸の強い収縮運動を誘発するため腹痛の副作用を起こしやすくなります[9]。また、「連用すると排便促進効果が減弱しやすく、耐性の現象が起こりやすい」と言われているため、注意が必要です[10]。

本来、便秘治療は器質性疾患の鑑別を行い、次に食習慣や生活習慣の改善を第1選択として試みます。これらの習慣を改善しても便秘が改善しない場合には下剤の使用を検討します。

下剤は、「膨張性下剤→浸透圧性下剤や分泌性下剤」の順に非刺激性下剤か

図1 下剤を段階的に選択するためのフローチャート

	分類	下剤の種類	薬剤名の一例	作用
第1段階	非刺激性下剤	膨張型下剤	サイリウム(イサゴール®) カルメロース(バルコーゼ®) ポリカルボフィルカルシウム(ポリフル®)	不溶性食物繊維など吸水してゲル化する成分を利用し糞便を増やし,排便を容易にする

→ 改善,治癒

	分類	下剤の種類	薬剤名の一例	作用
第2段階	非刺激性下剤	浸透圧性下剤	酸化マグネシウム ラクツロース ソルビトール	浸透圧比を利用して大腸内に水分を引き込み,便を軟化させ排便を促進する
		分泌性下剤	ルビプロストン(アミティーザ®)	腸管内の腸液の分泌を上げることで便を軟化させる

→ 改善,治癒

	分類	下剤の種類	薬剤名の一例	作用
第3段階	刺激性下剤	大腸刺激性下剤	センノサイド(プルゼニド®) センナ(アローゼン®)	大腸内の細菌で活性化され蠕動運動を亢進する
			ピコスルファートナトリウム水和物(ラキソベロン®)	大腸内で加水分解され蠕動運動を亢進する
		坐薬	ビサコジル(テルミンソフト®)	結腸・直腸の粘膜に選択的に作用し蠕動運動を促進する
			無水リン酸二水素ナトリウム(レシカルボン®)	発生する炭酸ガスによって腸蠕動が亢進される

【出典】一般社団法人日本創傷・オストミー・失禁管理学会編：コンチネンスケアの充実をめざして　排泄ケアガイドブック，照林社，p.188，2017．より一部改変

ら開始します。それでも適切な排便が得られなければ刺激性下剤である「大腸刺激性下剤や坐薬」、あるいは消化管運動機能改善薬の使用を検討するなど、図1に示したような段階的なアプローチをしていく必要があります[11]。

　なお、刺激性下剤を使用する際は短期に限るべきで「連用は避けるべき」と考えられています。

● 認知症の人に多い「嵌入便」に伴う痛みを確認して適切なケアを

　認知症の人に特徴的な便秘の対応として「嵌入便」に対する治療と予防が挙げられます。嵌入便は便意の訴えが十分にできないために排便介助を得られない人に多くみられます。

　嵌入便は、便意を我慢することを習慣化させてしまい、直腸に便が降りてきても便意を感じないため排便できず、慢性的に直腸内に糞便が貯留した状態です（図2）。この状態で大腸刺激性下剤を投与すると、直腸の便塊が排出できないまま強制的に腸蠕動を促進させるので、激しい腹痛や腹部膨満感の増強などの苦痛を強いる結果となります。加えて、排出されない便塊の脇か

7-6　排便障害に伴う認知症の人の「痛み」のケア | 205

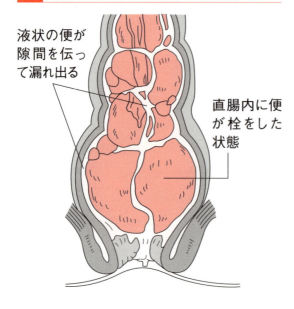

図2 認知症の人によくみられる嵌入便の状態

液状の便が隙間を伝って漏れ出る

直腸内に便が栓をした状態

ら下痢便が絶えず漏れてきてしまう「便失禁」の状態を引き起こすこともあります。認知症の人がこの「嵌入便」になると、ときに間欠的に自覚する腹痛によって大声を上げて、せん妄と勘違いされることがあります[12]。

嵌入便の治療は、直腸に詰まっている便を一度出し切る必要があるので浣腸や摘便を行い、直腸内を空にしてから排便習慣を促していきます。その際、嵌入便は再発しやすいため、できれば定期的に肛門内の指診をして直腸内に便がないか確かめることが望まれます。

嵌入便の予防では、排便習慣の会得や定期的な計画的排便が求められます。具体的には、排便日誌をつけて、その人の排便周期に合わせてトイレ誘導を行い、もし排便がない場合には、肛門内を指診します。そこで、便塊を確認できたら浣腸や摘便などを行って便を出し切るようにしていきます。

認知症の人の場合、便意を訴えられない人がいますが、本人の中では便が出そうで困惑し、ウロウロするなど排便のサインがみられることがあります。このような「目には見えない便意」を本人に代わってケアする側が読み取り、トイレ誘導につなげていく必要があります。

また、排便しやすい便性となるように、食事や緩下剤を調整して排便をサポートしていくことも大切です。

「下痢」に伴う痛みとケア

下痢に伴う症状として、まず「頻便」があります。原因によっては「腹痛」もあり、さらに下痢が持続することで「肛門部の痛み」「肛門周囲皮膚炎によ

り痛み」を生じることがあります。このような下痢に伴う痛みへのケアは以下が中心となります。

①食事

急性の下痢は腹痛や嘔吐を伴うことが多く、食事の摂取は困難なことがほとんどです。また腸を休ませるためにも症状が落ち着くまで絶食としますが、脱水を予防するために、白湯や野菜スープなどを少しずつとります。経口摂取が困難な場合は、点滴で電解質と水分の補給をしっかりと行います。

落ち着いてきたら、徐々に食事を開始しますが、腸粘膜への刺激や負担を少なくするために、温かく消化吸収のよい、食物残渣の少ない食事がよいでしょう。

②保温

保温による温熱刺激で疼痛刺激の伝達が抑制されます。これによる、心地よい感覚が副交感神経を優位にし、鎮静効果をはかられます。

具体的には、腹部・背部を温めると腹痛やガスの張りなどの症状の緩和に効果があります。

③スキントラブルへの対処

下痢があると便失禁を起こしやすく、頻回な排便のたびに肛門を拭くことからスキントラブルを起こしやすくなります。激しく拭き取らないこと、拭き取った後は、必ず肛門周囲の皮膚を保護するクリームなどを塗布しておくようにします。

「便失禁」に伴う痛みとケア

認知症は進行とともに「機能性の便失禁がほぼ必発する」と言われています[13]。具体的な進行の程度は「30点中24点以上で正常とされるMMSEで5未満」です。こうなると「トイレで排便する意志がない」「トイレの場所や容器が判断できない」「衣類の着脱の仕方がわからない」などのために、便失禁を起こしてしまいます。

さらに便失禁をしても無関心で会陰部の湿潤・臭気を意に介さないこともあるため、皮膚の紅斑、びらん、潰瘍など皮膚炎を発症しやすくなります。認知症の人では、このような「失禁関連皮膚炎（IAD）」を起こして痛みを伴うリスクがあることを認識した上で、以下のような「排便習慣の指導」による

7-6 排便障害に伴う認知症の人の「痛み」のケア | 207

便失禁への対策とスキンケアを行う必要があります。

①排便習慣の指導

便失禁の対策において「排便習慣の指導」は重要です。直腸の感覚が正常な場合は、便意を感じたら我慢しないで可及的速やかにトイレに行くことを勧めます。もし、直腸の感覚が低下している場合は、便意がなくてもトイレに行くことをうながし、排便を計画的に試みることで便失禁を有意に改善することができます[14]、[15]。

②スキンケア

弱酸性の洗浄剤と皮膚被膜剤による保湿や保護をすると、便失禁に関連した皮膚炎の発症を減らすことができます。

【引用・参考文献】

1）山口由子：便秘・下痢，相馬朝江（編）：目でみる症状のメカニズムと看護，学研メディカル秀潤社，p.66-71，2005.
2）Bengtsson M, Ohlsson B：Psychological well-being and symtoms in women with chronic constipation treated with sodium picosulpate. Gastroenterol Nurs, 28（1）p.3-12, 2005.
3）加藤伸司：認知症の行動・心理症状（BPSD）としてとらえる排泄に関連した不潔行為，日本認知症ケア学会誌，5（3），p.534-539，2006.
4）Lindberg G, Hamid SS, Malfertheiner P, et al.：World Gastroenterology Organisation：World Gastroenterology Organisation global guideline：Constipation a global perspective. J Clin Gastroenterol, 45, p.483-487, 2011.
5）榊原隆次（編）：特集 認知症患者の排尿・排便ケア，WOC Nursing，4（5），p.71-76，2016.
6）陶山啓子，加藤基子，赤松公子ほか：介護施設で生活する高齢者の排便障害の実態とその要因，老年看護学，10（2），p.34-40，2006.
7）美登路昭，小島邦行，森岡千恵他：加齢と便通異常，老年消化器病，12（3），p.265-270，2000.
8）前掲書6），p.34-40.
9）前掲書2），p.3-12.
10）鈴木紘一，古宮憲一：便通異常に使用する薬剤，JIM，13（11），p.938-942，2003.
11）木下芳一，川島耕作，石原俊治：慢性便秘症の治療．中島淳（編）：臨床医のための慢性便秘マネジメントの必須知識，医薬ジャーナル，p.110，2015.
12）味村俊樹：便秘が高齢者に及ぼす悪影響の理解，臨床老年看護，9（6），p.13-17，2002.
13）前掲書5），p.71-76.
14）Norton C, Whitehead WH, Bliss DZ, et al. Management of Fecal Incontinence in Adults. Neurol Urodyn, 29, p.199-206, 2010.
15）Bliss DZ, Norton C. Conservative Manegement of Fecal Incontinence. Am J Nurs, 110（9），p.30-38, 2010.

7-7

「痛み」を増強させる心理・社会的な要因に対するケア
——タクティール®ケアを用いた「痛み」のケア

日本スウェーデン福祉研究所シルヴィアホーム認定インストラクター **木本 明恵** Akie Kimoto

「痛み」は不安や恐怖を増強します。しかし、不安や恐怖が軽減されると「痛み」も軽減します。認知症の人には「痛み→不安や恐怖→痛みの増強→BPSD・せん妄」というサイクルが起こります。BPSD・せん妄の出現理由が痛みによる不安や恐怖であることは、よく言われるところです。したがって、「痛みの軽減はBPSD・せん妄の予防となる」のです。

そして、痛みを増強させる不安や恐怖の軽減に活用できるのが「タクティールケア」です。本稿では、不安や恐怖という「心理・社会的な要因」に対して効果のあるタクティールケアを紹介します。

「タクティールケア」とは

タクティールケアは、スウェーデン発祥の「皮膚に柔らかく触れるタッチケア」です。もともとは1960年代に未熟児ケアを担当していた看護師らによって始まりました。その後、がんによる全人的な痛みの軽減、認知症の人のBPSDの予防・改善など、タクティールケアは幅広い分野で活用されています。日本では、「タクティールケアを6週間30回行ったことよって認知症高齢者のストレスが軽減され、攻撃性を緩和できたこと」が、鈴木みずえらの研究から明らかになっています。

「タクティール」はラテン語で「触れる」という意味の「タクティリス：taktilis」に由来する言葉です。タクティールケアは肌と肌との触れ合いによるコミュニケーション技法の1つで、不安やストレスを和らげるケアとして、

看護や介護などの分野で幅広く活用されています。

　認知症の人は、認知機能障害によって、常に不安や不快な気持ちを持っています。タクティールケアを行うことによって、そのような認知症の人が心地よくなり、不安な気持ちが和らぐのを、タクティールケアのインストラクターとして、私は何度も見てきました。

なぜ、タクティールケアは痛みの軽減と安心感をもたらすのか

● タクティールケアが生み出す2つの効果

　体に心地よく触れることで触覚の受容体が刺激されて、知覚神経を介して心地よさが脳に伝達されます。すると、脳の視床下部から血液中に「愛情ホルモン」とも呼ばれるオキシトシンが分泌されます。血流によってオキシトシンが体内に広がり、不安感のもととなるコルチーゾールのレベルが低下し、安心感がもたらされます。

　一方、1965年にP. D. ウォールとR. メルザックが提唱した「ゲートコントロール説」によると、触覚や圧覚が痛覚を抑制します。この説では、脊髄には「痛み」を脳に伝えるゲート（門）があり、このゲートの開閉によって痛みの感じ方が異なります。タクティールケアの触れる行為によってオキシトシンが分泌されると、それが「安心」になって伝わり、ゲートが閉じて、痛みが脳に伝わることを抑制するのです。

　この2つの機能を活用するとき、「これからケアを始めます」という合図の言葉以外、ほとんど言葉は必要ありません。言語的に「痛み」をうまく表現できない認知症の人には、タクティールケアの活用がとても効果があり、痛みの軽減と安心感をもたらすことができるといえるでしょう。

● Give-and-takeのタクティールケア、その具体的効果

　タクティールケアよってオキシトシンの分泌が活発になることは前述したとおりですが、このオキシトシンは、触れられた人だけに分泌されるわけではなく、触れている人にも同じように分泌されます。つまり、タクティールケアを行っている看護師や介護職にも分泌されるのです。タクティールケアはGive-and-take（ギブ－アンド－テイク）のケアといえるでしょう。

　そして、「心配・不安の軽減」「痛みの軽減」「背中・手・足などの身体認識

を高める」「活力が高まる」「認められていると感じる」「よい信頼関係を築く」などの具体的な効果もまた、両者に期待することができます。

タクティールケアの実践

　タクティールケアは、ゆっくりとした動きで決められた手順で背中や手足を包み込むように触れます。圧したり、揉んだりはしません。タクティールケアを行う部位は、相手の状態に合わせて選ぶことができます。例えば、不安感の強い場合には看護師の顔が見えるように「手」を行うとよいでしょう。えびのように体を屈曲させた状態であれば「背中」を行うとよいでしょう。

　本稿では「背中」のタクティールケアの方法について説明します。

◉ タクティールケアを始める前に

〈了解を得る〉

　体を触れられることが苦手な人がいるので、「タクティールケアを行ってもよいか」を確認をしてから行いましょう。初めに、肩や手に触れてみて、嫌がる仕草がみられなければ、タクティールケアを始めます。

〈時間をかけて、優しく、密着するように触れる〉

　時間をかけることは、認知症の人と看護師の両者にとって大切です。看護師は、認知症の人の非言語的なシグナルである顔の表情や呼吸に注意を向けます。体温も施術する看護師の手で確認できます。

　時間をかけて、優しく、密着するように触れることにより、それまで気づかなかったものが見えてくるはずです。

◉ 実施に当たって

　まず、安楽な体位になるようにクッションや枕などを準備しましょう。そして、後述するタクティールケアを行うときの、最も基本となる注意点を以下にまとめます。

＊お互いにリラックスできる姿勢で行いましょう

＊指先と手のひら全体を使って行いましょう

＊タクティールケアに力は必要ありません。触れながら施術者も心地よく感じることがポイントです

＊10分を目安に行います。タクティールケアが始まったら、終わるまで手が背中から離れないようにします

背中のタクティールケア

写真①〜⑧の解説は
214 ページを参照

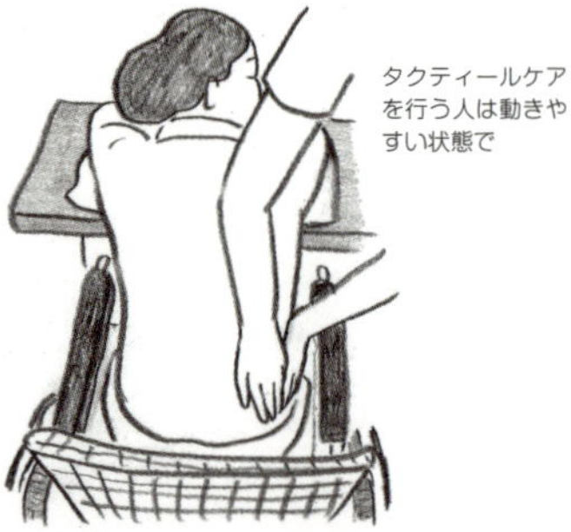

タクティールケア
を行う人は動きや
すい状態で

①

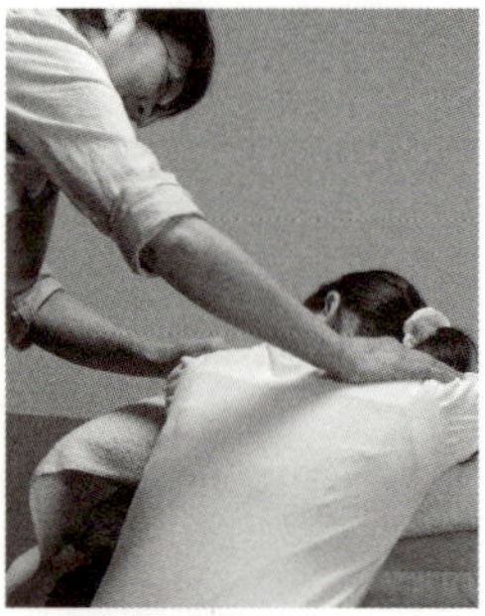

②
手でアイロンを
かける
イメージで！

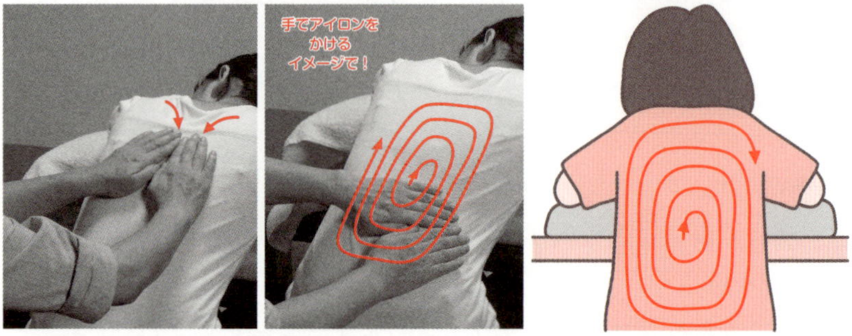

③

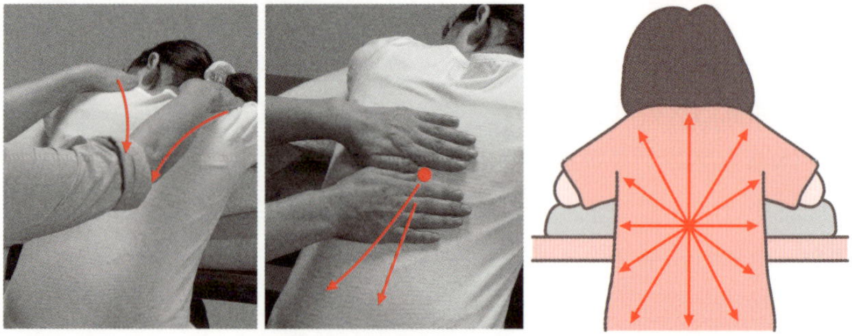

④

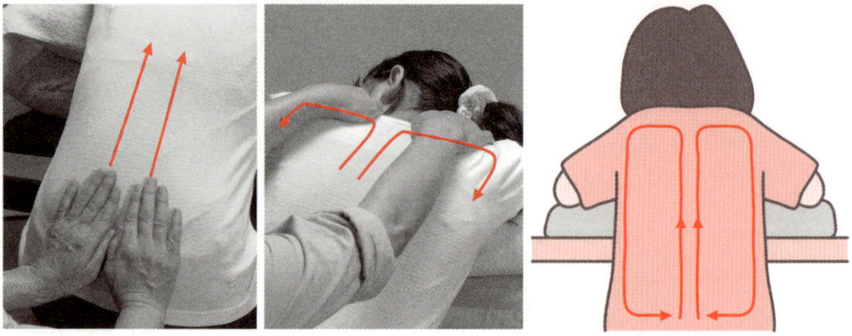

212 | 第7章 認知症の人の「痛み」に原因別に対処する

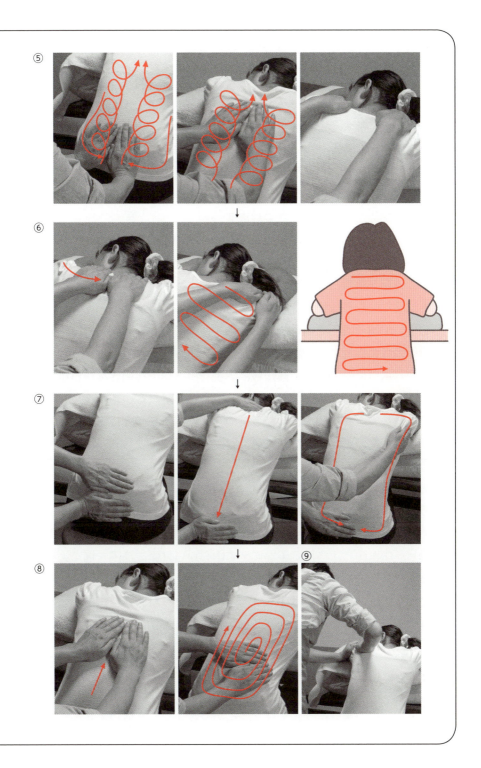

7-7 「痛み」を増強させる心理・社会的な要因に対するケア

「背中のタクティールケア」の実際

　では、実際に「背中」のタクティールケアを行ってみましょう。背中全体に触れることができるように体位を整えることが基本ですが、認知症の人の状態に合わせて無理のない体位で行います。両手で背中にアイロンかけるようにゆっくりと動かしましょう。以下は212〜213ページの連続写真の番号と対応しているので写真を見ながら読んでください。

①了解を得てから、両手をタクティールケアの受け手の肩に置き、「○○さんこれから始めます」とあいさつします

②肩に置いた両手を揃え、滑らせるように背中の中心に移動し、両手を揃えて中心から外側に楕円を描くようにして背中全体を触れます

③背中の外側を触れたら、その手をまた同じように背中の中心に移動し、両手を交互に使って放射線状に背中を一周します

④腰の低い位置で両手を揃えます。両手を背骨に沿って肩まで触れ、そのまま背中の輪郭を触れます。この動作を3回繰り返します

⑤④と同じように腰の低い位置から、両手で小さな円を描きながら首に向かいます。円が小さくならないように背中全体を触れていきます

⑥肩に置いた両手を揃えて、肩から腰の方向に両手を揃えたまま、背中の側面から反対側の側面に向かって流れるような動きで少しずつ下りながら背中全体を触れます

⑦腰の低い位置で両手を横向きにし、片方の手を首の後ろに置き、背骨に沿って腰へ。片方ずつ肩から背中の外側のラインに沿って触れます

⑧腰の低い位置に置いた両手を揃え、そのまま滑らせるように背中の中心に移動し、②と同じように両手を揃えて中心から外側に楕円を描くようにして背中全体を触れます

⑨肩に手を置いたまま、受け手へ「○○さん、ありがとうございました」と感謝の気持ちを伝えた後、ゆっくりと手を離します

認知症の人の心に寄り添えた事例

　ここでの解説のようにうまく行うことができなくても構いません。まず大切なことは、認知症の人と共に心地よい時間を共有することです。タク

ティールケアを通して、認知症の人は安心と穏やかさを感じます。体の緊張がほぐれ、痛みを和らげることもできます。そして、痛みの原因を見つけ、対処することもできます。

　最後に認知症のAさんのお話をしましょう。

　意味のわからないことを言いながら、椅子から床へ移動して寝そべってしまうAさん、スタッフが声をかけても怒った表情ですぐに床に寝そべってしまいます。

　そんなAさんがソファに横になったとき、そばに座り、背中に手を置きました。30秒ほどそのままにしていても、じっとしているので、「こうして背中を触れてもよいですか」と尋ねると「いいよ」と返答がありました。姿勢を整えることが難しい状態でしたから、そのままできる範囲でタクティールケアをさせていただきました。

　すると、さっきまで意味のわからないことを言っていたAさんが「気持ちいい、気持ちいい」とはっきりと言います。そして、しばらくすると眠ってしまいました。タクティールケアが終わり、「Aさん、ありがとうございました」と伝えると、Aさんは「腰が痛くて、どうしてよいかわからなかった」と話してくれました。Aさんが床に寝そべってしまう、本当の理由をタクティールケアをすることによって知ることができました。

　認知症の人への対応に悩んでいる人は、まず、触れてみてください。認知症の人の心に寄り添うことが、きっとできるはずです。

【引用・参考文献】

1）日本スウェーデン福祉研究所：タクティールケアⅠコーステキスト，エイディーエム，2010.
2）木本明恵監修：はじめてのタクティールケア，日本看護協会出版会，2016.
3）シャスティン・ウヴネース・モベリ著，瀬尾智子ほか訳：オキシトシン——私たちのからだがつくる安らぎの物質．初版，晶文社，2008.
4）Suzuki M, et al：Physical and Psychological Effects of 6-Week Tactile Massage on Elderly Patients With Severe Dementia, Am J Alzheimer's Dis Other Demen. Dec. 25（8），p.680-686, 2010.
5）山口創：手の治癒力，草思社，2012.

＊「タクティール」「Taktil」は、株式会社日本スウェーデン福祉研究所の登録商標です。

7-7　「痛み」を増強させる心理・社会的な要因に対するケア　215

認知症の人の「痛み」をケアする
「痛み」が引き起こすBPSD・せん妄の予防

2018年6月20日　第1版第1刷発行　　　　　　　　　　　　　〈検印省略〉

編　　集　鈴木みずえ・高井ゆかり
発　　行　株式会社 日本看護協会出版会
　　　　　〒150-0001 東京都渋谷区神宮前5-8-2 日本看護協会ビル4階
　　　　　〈注文・問合せ／書店窓口〉TEL/0436-23-3271　FAX/0436-23-3272
　　　　　〈編集〉TEL/03-5319-7171
　　　　　http://www.jnapc.co.jp
装　　丁　新井田清輝
表紙装画　佐藤雅彦（若年認知症当事者）
印　　刷　三報社印刷株式会社

●本書の一部または全部を許可なく複写・複製することは著作権・出版権の侵害に
　なりますのでご注意ください。

©2018 Printed in Japan　　　　　　　　　　ISBN 978-4-8180-2122-8